糖尿病——中医自我保健

主　编　李惠林　赵恒侠

副主编　汪栋材　张志玲　刘德亮

编　者（以姓氏笔画为序）

刘　玲　刘　媛　刘雪梅　李金花

李增英　肖小惠　宋晓容　张耀庭

陈　叶　郑夏洁　常　晓　渠　昕

彭少林　董彦敏　程波敏　楚淑芳

人民卫生出版社

·北京·

图书在版编目（CIP）数据

糖尿病：中医自我保健 / 李惠林，赵恒侠主编. —
北京：人民卫生出版社，2022.1
ISBN 978-7-117-32695-7

Ⅰ. ①糖… Ⅱ. ①李… ②赵… Ⅲ. ①糖尿病 – 中医
疗法 – 普及读物 Ⅳ. ①R259.871-49

中国版本图书馆 CIP 数据核字（2021）第 277629 号

人卫智网	**www.ipmph.com**	医学教育、学术、考试、健康， 购书智慧智能综合服务平台
人卫官网	**www.pmph.com**	人卫官方资讯发布平台

糖尿病——中医自我保健
Tangniaobing —— Zhongyi Ziwo Baojian

主　　编：李惠林　　赵恒侠
出版发行：人民卫生出版社（中继线 010-59780011）
地　　址：北京市朝阳区潘家园南里 19 号
邮　　编：100021
E - mail：pmph @ pmph.com
购书热线：010-59787592　010-59787584　010-65264830
印　　刷：中农印务有限公司
经　　销：新华书店
开　　本：889 × 1194　1/32　　印张：9
字　　数：159 千字
版　　次：2022 年 1 月第 1 版
印　　次：2022 年 2 月第 1 次印刷
标准书号：ISBN 978-7-117-32695-7
定　　价：45.00 元

打击盗版举报电话：010-59787491　E-mail：WQ @ pmph.com
质量问题联系电话：010-59787234　E-mail：zhiliang @ pmph.com

随着人民生活水平的提高和生活方式的改变，近些年来疾病谱也发生了巨大的变化，尤其是糖尿病等慢性代谢性疾病的发病率逐年升高。1980 年我国糖尿病患病率仅 0.67%，但最新调查数据显示，我国近年糖尿病患病率已达到约 12.8%。更应引起重视的是，我国目前糖尿病前期人数已超过 3.5 亿。

然而，公众对于糖尿病的认识仍远远不够，我国城乡居民对糖尿病的知晓率尚不足一半，治疗率不足三分之一，控制率不足五分之一。《"健康中国 2030"规划纲要》要求提高居民对糖尿病等慢性病的知晓率，普及健康教育，减少糖尿病及其并发症对人民生活质量的影响，进而减轻由此所带来的严重社会和经济负担。糖尿病并不可怕，但如果不及早干预，可能会造成严重的心、脑、肾、眼、足部等血管及神经的病变，严重影响患者的生活质量，甚至致残、致死。

早发现、早干预能够很有效地降低糖尿病的发生、发展。《黄帝内经》云："圣人不治已病治未病，不治已乱治未乱，此之谓也。夫病已成而后药之，乱已成而后治之，譬犹渴而穿井，斗而铸锥，不亦晚乎！"其"不治已病治未病，不治已乱治未乱"的思想，即强调"治未病"，未病先防。我们认为，对糖尿病等慢性代谢性疾病的防治应做到及早干预。早期的饮食不节及运动量不足对"后天之本——脾"影响巨大，唯有脾强则"脾瘅"（消渴）不可发。因此，对于糖尿病最主要的干预原则就是——未病先防，既病防变。

针对糖尿病干预的"五驾马车"理论，即饮食之车、运动之车、药物之车、教育之车、监控之车。饮食之车，即管住嘴，控制饮食摄入的总量，饮食有节，切忌过饱；运动之车，即迈开腿，持之以恒地适当运动；药物之车，即遵医嘱服用药物，切忌随意增减糖尿病治疗药物；教育之车，即改变不良的生活方式，做到起居有常，不妄作劳；监控之车，即定期监测血糖，掌控血糖的平稳。

中医防治疾病强调整体观念，认为人与自然、社会是一个整体，人体也是一个整体，"人体自有大药"，人体自身可以通过实时监控我们身体阴阳虚实的状态并通过外在证候表现出来，我们需要及时感知这些证候的发生，并及早进行干预和调整，即可在疾病早期通过人体这一"大药"使机体达到五脏六腑身体功能的协调与平衡。通过重视治未病，尤其对于糖尿病等慢性代谢性疾病，做到未病先防，便可扼制糖尿病的发生、发展。本书从糖尿病的基本概念、病因病机、诊断及中西医的治疗及预后康复等方面进行了较为全面的普及性医学科学教育。

正是基于中医"治未病"理念及让广大民众、高危人群、患者及家属增进认知、主动防治糖尿病的目的，我们撰写本书，希望对建设健康中国有所贡献。

编者

2021 年 11 月

目 录

第一章

你对糖尿病了解多少？

什么？我竟然得了糖尿病？！

王先生体检发现自己的空腹血糖 14mmol/L，尿糖有两个"＋"，医生告诉他可能得了糖尿病，建议他到内分泌科去做进一步的检查和治疗。

糖尿病？我得了糖尿病？什么是糖尿病呢？我为什么会得糖尿病呢？这种病严重吗？关于糖尿病，你是否存在和王先生同样的疑惑呢？下面让我们一同来揭开它的层层面纱吧。

你知道吗？糖尿病可不是一个年轻的病

相传在 1889 年夏天，斯特拉斯堡的大街上，有一群苍蝇围着狗尿飞来飞去，这个小场景吸引了刚好路过的约瑟夫·冯·梅林医生，他感到非常奇怪，苍蝇为什么会对狗尿感兴趣呢？在对狗尿进行化验分析后，他发现狗尿中含有大量的糖分。随后，他对那只狗进行了进一步的检查，发现它的胰腺坏了，失去了应有的功能。当时为了弄清问题,他将另一条狗的胰腺摘除了,发现这条失去胰腺的狗的尿中也含有大量的糖分。从此,胰腺与糖尿病便结下了不解之缘。

那么糖尿病就是指尿中有糖的疾病吗?在接下来的内容中会为大家详细解答这个问题。

糖尿病目前的发展现状

目前全球的糖尿病发展状况不容乐观,我国的糖尿病防治工作还存在许多巨大的挑战。据国际糖尿病联盟统计,2011 年全球糖尿病患者人数已达 3.7 亿,其中 80% 在发展中国家,估计到 2030 年全球将有近5.5 亿糖尿病患者。2011 年全球共有 460 万人死于糖尿病,当年糖尿病的全球医疗花费达 4 650 亿美元。

在我国,糖尿病的患病率呈现出快速上升的趋势,糖尿病成为继心脑血管疾病、肿瘤之后另一个严重危害人民健康的重要慢性非传染性疾病。2015—2017 年,中华医学会内分泌学分会在我国部分地区开展的糖尿病流行病学调查显示,在 18 岁以上的人群中,糖尿病患病率为 11.2%。

医生说,糖尿病是这样发生的

糖尿病是一种病因非常复杂的终身性疾病。目前，全世界对糖尿病的发病原因和机制还没有完全弄清楚。西医学的主流观点认为，糖尿病是由体质因素、遗传因素、病毒因素、环境因素、饮食因素、自身免疫、不良情绪等诸多因素共同作用下，导致胰岛素分泌不足（胰岛素分泌缺陷）和／或胰岛素作用障碍（胰岛素抵抗），造成人体内分泌代谢失调的慢性疾病。胰岛素是人体重要的降糖激素，胰岛素分泌和作用存在异常，会导致人体的糖代谢紊乱和血糖的升高。胰岛素是在胰岛 β 细胞的内质网的核糖体中合成的，所以糖尿病的发生还与胰岛 β 细胞密切相关。

中医认为，人的禀赋不足（先天体质）、饮食失节、情志失调、劳欲失调等原因均可导致糖尿病。其中先天体质是引起糖尿病的重要因素，体质中又以阴虚体质的人群最易罹患，此外五脏脆弱、嗜食肥甘厚味、富贵尊荣之人也容易患糖尿病。中医认为糖尿病发病的基本病机是阴虚燥热。

王先生看看自己高高瘦瘦的身材，回想起自己平时的确很容易出现咽干口燥，手足心时常不自觉地发热，皮肤经常容易干裂脱屑，饮水量也比其他同事多，小便量多，同时大便还非常干燥。原来，自己是属于中医里面的阴虚体质之人啊！此外，王先生还认识到自己存在着许多不健康的生活习惯，那么这些不健康的生活习惯和糖尿病的形成有没有关系呢？

健康生活一点通

阴虚体质人群的总体特征：阴液亏少，以口燥咽干、手足心热等表现为主要特征。形体特征：体型偏瘦。常见表现：眼睛干涩，口燥咽干，鼻微干，皮肤干燥、脱屑，偏好冷饮，大便干燥，舌红少津，脉细数。心理特征：性格外向，易急躁。对外界环境适应能力：耐冬不耐夏；不耐受暑、热、燥邪。

现在患糖尿病的人是越来越多了，我怎么知道下一个人一定不会是我呢？我有得糖尿病的可能吗？

什么样的人更容易得糖尿病?

糖尿病患者必定是一个广而泛的群体，这是因为糖尿病的发生和发展存在诸多的诱发因素和危险因素，是遗传易感因素、环境因素、自身免疫等诸多因素相互作用的结果。

总而括之，易患糖尿病的人群主要包括了以下几类：①有糖尿病家族史，或一级亲属中有糖尿病患者；②超重或肥胖者；③既往有高血糖或尿糖阳性史者；④曾分娩过体重超过4 000g的巨大胎儿者；⑤既往有妊娠糖尿病病史者；⑥高血压或高脂血症患者等。

中医对易患糖尿病的人群体质也进行了归纳，有以下 4 种人群："胃阳亢盛者"，即平素食欲亢进，善食多饥，体质肥胖的"阳明人"；"少阳阳郁者"，即平素性格抑郁的"少阳人"；"肝阳亢奋者"，即平素性急易怒的"厥阴人"；"肾阴不足者"，即体形瘦长，失眠多梦、手足心热的"少阴人"。

接下来，我们将从生活习惯、个人因素、遗传易感、医学相关这四个角度来解答一些困惑你已久的问题吧！

第一节　你有这些生活习惯吗？

得了糖尿病是不是因为我吃糖太多了啊？

正如我们前文所说的那样，糖尿病血糖超标和尿中有糖都是不正常的，无论是前者还是后者，都离不开这个罪魁祸首——糖。那么我们血中多余的糖或尿中不该出现的糖又是从哪里来的呢？

我平时吃糖挺多的啊，我会不会因此而吃出糖尿病来呢？

关于吃糖多会不会得糖尿病的问题，我们需要辩证看待，在一定情况下吃糖多是会发生糖尿病的。我们进食含糖类的食物，如日常食用的米饭、馒头、面条、芋头、南瓜等及各类糖果，进入消化道后主要是以葡萄糖的形式被吸收利用的，葡萄糖的吸收和利用需要通过胰岛素的帮助。如果长期过多摄入高糖食物，而自身运动消耗热能少，过多的糖就会刺激机体释放更多的胰岛素去帮助吸收和利用，对分泌胰岛素的胰岛 β 细胞造成巨大负担，当胰岛 β 细胞难以承受机体这种负荷时，就会出现血液中血糖升高，发展为糖尿病。

这么看来，葡萄糖也是一把双刃剑，它在为我们机体提供能量的同时，某种情况下也会对我们的身体造成危害。所以说，对于含糖多的食物我们应当要有所节制，当我们摄入过多，对身体脏器造成负担时，各种疾病就在悄然滋生了。

你知道吗？缺乏运动也有可能导致糖尿病！

陆先生是一位商人，平时应酬少不了抽烟喝酒、大鱼大肉，晚上回到家中已是疲倦难耐，瘫坐在沙发上看电视亦是常态，加之日常出入均乘坐私家车，极度缺乏运动锻炼的他，身材也逐渐地臃肿起来。近日，陆先生也同样检查出患有糖尿病。

如今，随着人们的物质生活愈加丰富，像陆先生这样的人是越来越多了，我们三餐饮食所摄入的能量已经远远超过了我们的日常工作生活所需,过剩的能量堆积在体内,给机体能量代谢造成了很大的负担,随着时间的推移就慢慢出现了胰岛素敏感性降低(胰岛素抵抗)甚至是分泌不足的情况,此时血糖难以控制平衡,于是就出现糖尿病了。

虽然缺乏运动不会直接导致糖尿病的发生,但是由于缺乏运动带来的体型肥胖、能量堆积以及身体长期超负荷工作等,都和糖尿病息息相关。因此,运动缺乏的人群相对之下也就更容易发生糖尿病了。

此外,研究资料也显示,运动可以降低糖尿病风险,并且有助于提高身体对胰岛素的敏感性,改善人体糖、脂类代谢紊乱。在日常生活中增加一定量的运动是能够显著降低成年人糖尿病的风险,如果一个人每天快步走 1 小时左右,就可使患糖尿病的风险减少 50%。国际公认的预防糖尿病的措施就含有"四个点儿",即"多学点儿,少吃点儿,勤动点儿,放松点儿";其中"勤动点儿"就是增加自己的体力活动时间和运动量,保持体形的健美,避免糖尿病的发生。

"夜猫子"和"工作狂人"不得不知道的事

当代社会生活节奏加快,人们精神心理负担也随着压力和挑战的增多而日益加重,熬夜的人是越来越多了。特别是青中年人,他们大多认为自己的身体强壮,熬几天夜不会有什么问题。

可是,你知道经常熬夜、精神压力大、心情紧张会给身体健康带来什么样的危害吗?你知道这些不良的生活习惯都是诱发糖尿病发生的危险因素吗?

西医认为精神紧张、情绪激动、心理压力大以及突然遭受心灵创伤等,会引起机体一系列的内分泌激素分泌失调,包括胰岛素对抗激素的分泌,使得血糖升高而增加糖尿病发生的可能性。

中医也认为长期心情低落或抑郁的人气血津液就很容易在体内停滞不行,气血无法流通,津液无法流行,就容易变成废物积在体内,从而引发糖尿病。

经常熬夜、精神压力大都是引发糖尿病的危险因素,在日常工作生活中我们要注重劳逸结合,保证睡眠,保持性格开朗和心情舒畅,才可能远离疾病。

健康生活一点通

糖尿病也是可以预防的,让我们保持良好的生活习惯,预防糖尿病的发生,延迟并发症的到来——从年轻时做起!

吸烟和糖尿病的关系

什么？！吸烟还和糖尿病有关系了？作为烟民多年的王先生也觉得非常吃惊，我知道吸烟对呼吸系统不好，尤其对肺的影响最大，可从来不知道吸烟还和糖尿病有关系呀！

原来啊，抽烟虽然不是糖尿病发病的直接原因，但在一定程度上是糖尿病发生的催化剂。烟草中的烟碱会刺激身体肾上腺素分泌，而身体的肾上腺素是一种兴奋交感神经并升高血糖的激素，可以造成血管收缩、血压升高、心动过速、血糖波动等，长期吸烟可能会引起人体能量物质代谢紊乱，从而促使糖尿病的发生。

为了自己的身体健康，烟民们是不是更有动力戒烟了呢？

健康生活一点通

吸烟对健康只有百害，而无一益。

第二节 你是这样的人吗?

糖尿病只"青睐"中老年人吗?

在我们的印象中,好像得糖尿病的大多数是中老年人,然而事实上真的如此吗?

在谈到糖尿病发病与年龄的关系时,我们往往通过发病年龄来粗略判断是 1 型还是 2 型糖尿病。流行病学调查显示:1 型糖尿病大多数为 40 岁以下发病,20 岁以下的青少年及儿童发病绝大多数都是 1 型糖尿病,仅有极少数例外;另外,在 1 型糖尿病患者子代的同胞中发生糖尿病的危险性也与发病年龄有关,10 岁之前发病的危险性是 8.5%,10 岁后发病的危险性是 4.6%。2 型糖尿病发病大多数为 40 岁以上的中老年人。但是近年来随着物质生活水平的极大提高,生活方式发生了巨大改变,2 型糖尿病发病反而出现了年轻化倾向,很多 2 型糖尿病患者发病年龄提前到了 30 多岁甚至更早。

所以说糖尿病可不是中老年人的专利,任何年龄的人群都有可能患糖尿病。如今,糖尿病的发病有逐渐年轻化的趋势,所以别再侥幸自己还年轻!

健康生活一点通

如今糖尿病的发病趋势愈加年轻化,这和许多青壮年不良的生活习惯以及舒适的生活环境有很大关系,生活环境的改变使得许多年轻人没有足够的时间去锻炼身体,再加上饮食的不节制导致身体一定程度上的"营养过剩",从而诱发了糖尿病。

听说胖子更容易得糖尿病,这是真的吗?

如果我们细心留意身边的糖尿病患者,我们会发现他们中的大部分人都是体型肥胖的!前面提到的商人陆先生由于不注意饮食、缺乏运动,同样也是身材臃肿,那么体型肥胖的人是不是真的就离糖尿病更近呢?

不可否认,体型肥胖的人群的确比普通人群更容易患上糖尿病。如果您目前体型肥胖,那可得好好引起重视了。

在长期肥胖的人群中,糖尿病的患病率明显增加,可高达普通人群的 4 倍之多。从另一方面来看,在 2 型糖尿病患者中,80% 都是肥胖者。而且,肥胖的时间越长,患糖尿病的概率就越大。另外,腹型肥胖(苹果形肥胖)的人患糖尿病的危险性远远大于臀型肥胖（梨形肥胖）的人，腰围/臀围的比值与糖尿病的发病率也是成正比关系的。

那么体型肥胖的人为什么容易得糖尿病呢？根本原因在于肥胖者体内存在着一种特殊的病理状态，叫作"胰岛素抵抗"，即细胞对胰岛素作用不敏感。2型糖尿病的遗传异质性表现为非肥胖及肥胖两个亚型，非肥胖型表现出胰岛细胞损伤，胰岛素分泌不足的现象，而肥胖型主要是胰腺外因素，表现出自身细胞对自身的胰岛素不敏感（胰岛素受体及受体后缺陷），即胰岛素抵抗现象。

在生理状态下，人在进食后将大量的糖分吸收入血液，通过血液循环运往全身各处。胰岛素是人体内唯一的降血糖激素，只有依靠胰岛素，血糖才能进入细胞而被人体利用，同时血糖水平也是依靠胰岛素的作用才能维持在正常范围。

我们发现，在长期肥胖者体内存在着胰岛素抵抗现象，所以血液中的葡萄糖很难进入细胞内。早期肥胖者的胰岛素分泌功能虽然正常，但是由于存在着胰岛素抵抗，胰岛素作用的效率就下降了。为了满足人体对胰岛素的需求，胰腺就会大量合成和分泌更多的胰岛素，造成肥胖者血液中胰岛素水平远远高于普通人，这就是所谓的"高胰岛素血症"。

在肥胖的早期还可以勉强通过高胰岛素水平把血糖维持在正常范围，随后就有可能因为胰岛细胞过度工作，胰腺合成胰岛素的能力就渐渐衰退，出现胰岛素分泌不足而难以将血糖降低到正常范围，于是就出现了糖尿病。

　　简单地说，实际上大多数胖子们体内是不缺胰岛素的，只是对胰岛素不敏感而已，可是胰岛细胞不知道啊，它们以为自己生产的胰岛素不够用，于是拼命地继续生产，结果把自己给累坏了，最终也只能选择"罢工"了，胖子们也就因此而出现种种毛病。

瘦子就能逃过糖尿病的魔爪吗？

　　既然胖子们更容易得糖尿病，那么瘦子们是不是就可以高枕无忧了呢？显然，答案是否定的，还记得我们前面提到的王先生吗？他可是个不折不扣的瘦子呀！

　　其实糖尿病的发生，不仅与后天人们的体型胖瘦有联系，还和我们身体的遗传基因、自身免疫、外在环境等因素息息相关。比如1型糖尿病的发病原因，一方面是自身就存在着糖尿病的危险基因，另一方面是在日常生活中因为病毒感染、有关化学物质的摄入等环境因素的作用下或者与糖尿病相关的自身免疫被激发的情况下而发病的。2型糖尿病的发病，除了我们知道的摄食过高热量，体力活动减少，体重增加等原因导致肥胖，遗传也是重要的发病因素。

不管是 1 型还是 2 型糖尿病，都有体型瘦的患者。这一人群中大部分人是吃得多、喝得多、排尿多，同时可以发现这类人往往长时间处于高度紧张的工作状态，多从事脑力工作，长时间的精力透支使得体内胰岛素分泌绝对不足，从而导致糖尿病的发生，因而，对于这些人而言，合理的作息显得尤为重要。

怀孕会不会增加患糖尿病的风险？

周太太是怀孕之后才出现的血糖异常，她很想知道，怀孕跟糖尿病之间有什么联系呢？怀孕会增加患糖尿病的风险吗？

怀孕作为每个母亲一生中都必须经历的一个特殊阶段，此时会不会患上糖尿病自然也是备受关注。

妊娠期间的妇女存在一定的诱发因素，一部分妊娠女性在怀孕期间食量增加，体重也会相应增加，体型也逐渐变胖，到妊娠中、后期，活动不方便，运动也变少了，过度饮食、体型肥胖、缺乏运动可都是糖尿病发病的危险因素啊！

而妊娠本身对血糖到底有什么样的影响呢？是不是每个怀孕的人都会患上糖尿病？

在妊娠早、中期，随着孕周的增加，胎儿对营养物质需求量会逐渐增加，而通过胎盘从母体获取葡萄糖是胎儿能量的主要来源。在这个阶段，孕妇血液中葡萄糖水平随妊娠进展而降低，空腹血糖约降低10%。原因是胎儿从母体获取葡萄糖增加；孕期肾脏血流量及肾小球的滤过率均增加，但肾脏对糖的再吸收率不能相应增加，导致部分孕妇排糖量增加；雌激素和孕激素增加母体对葡萄糖的利用。因此，空腹时孕妇清除葡萄糖能力较非孕期增强。孕妇空腹血糖较非孕妇低，这也是孕妇经常感到饥饿，需要加餐进食的原因。

到妊娠中、晚期，孕妇体内抗胰岛素样物质分泌增加，如胎盘生乳素、雌激素、孕酮、皮质醇和胎盘胰岛素酶等使孕妇对胰岛素的敏感性随孕周增加而下降。为维持正常糖代谢水平，胰岛素需求量必须相应增加，出现高胰岛素血症现象。对于胰岛素分泌受限的孕妇，妊娠期不能代偿这一生理变化而使血糖升高，将会出现妊娠期糖尿病。

值得注意的是，分娩后人体这种特殊内分泌状态会自动解除，大部分妊娠糖尿病孕妇可自愈，仅有30%以下的患者在长期随访中发现转变为糖尿病。而既往有过妊娠糖尿病的孕妇再次妊娠时，妊娠糖尿病复发率高达33%～69%；远期患糖尿病概率也相应增加，17%～63%的妊娠糖尿病患者将发展为2型糖尿病。

可见，妊娠是可以使那些隐性糖尿病患者显性化，使既往无糖尿病的孕妇发生妊娠糖尿病，还能使原有糖尿病患者的病情加重。因此，不管是不是糖尿病的易感人群，妊娠期间都需要我们保持科学合理的饮食，健康舒适的运动，愉悦舒畅的心情，才能帮助我们远离糖尿病的发生。

第三节　糖尿病会遗传吗?

我的糖尿病会遗传给孩子吗?

最近，确诊糖尿病的周太太听朋友说糖尿病是会遗传的，于是她回想了一下，自己的母亲的确也是一位糖尿病患者。

那么糖尿病到底会不会遗传呢?

想必有不少人都思考过这个问题，父母患有糖尿病，子女也会得糖尿病吗?

调查表明，糖尿病的亲属发生糖尿病的机会显著高于一般人群，糖尿病一级亲属（如你的父母、子女以及同父母的兄弟姐妹）的患病率比普通人群高出了5～21倍。国外研究发现，在 1 型糖尿病父母的子女中，单卵双胞胎共同发生糖尿病的概率为 30% ～ 50%；2 型糖尿病父母的子女中，其单卵双胞胎都发病的概率可达 90%；由此可见，即使是从父母那获得了相同遗传基因的双胞胎子女，也不会百分之百都得病。

总而言之，糖尿病父母的子女虽然不会百分之百患上糖尿病，但是其患病风险是高于普通人群的。

遗传学研究也显示了不管是 1 型糖尿病还是 2 型糖尿病的发生，除了受遗传因素的影响外，还和后天环境因素相关。

父母谁患糖尿病，子女更容易得糖尿病?

既然糖尿病的发病具有种族和家族的遗传易感性，那么子女患上糖尿病的风险和父母中谁患糖尿病是否存在一定关系呢，或者说糖尿病患者的父母家族史是否存在性别差异?

国内外的许多研究调查都显示了 2 型糖尿病具有家族聚集现象，且 2 型糖尿病的遗传倾向比 1 型糖尿病更明显。此外 2 型糖尿病还存在母系遗传优势，双亲中母亲受累更容易使得子女患上 2 型糖尿病。2 型糖尿病患者的父母家族史存在性别差异。患者母亲受累情况多于父亲，母亲受累的子女比父亲受累的子女更易患病。另外，2 型糖尿病的遗传倾向比 1 型糖尿病更明显，通过这些研究调查可以得出：2 型糖尿病母亲对儿女患病的影响力比父亲更为显著。母亲有 2 型糖尿病，其子女患病概率约为 20%，父亲患病，子女患病概率约为 15%。

　　然而在 1 型糖尿病中患病的情况又有不同,美国糖尿病中心做的一个调查显示:在 187 例 1 型糖尿病及其 419 名子女中,88 例男性患者的子女中 1 型糖尿病占 6.1%,99 名女性患者的子女中 1 型糖尿病占 1.3%,1 型糖尿病父亲对儿女患病的影响力比妈妈更为显著。

第四节　医学知识知多少

糖尿病的发生和病毒感染有关吗?

　　也许你对"病毒感染"这个概念并不陌生,在日常生活中你只要稍不注意就要面临感冒的侵袭,当你挂着一把眼泪一把鼻涕到医生面前时,医生们经常告诉你,你是感染了病毒。可能你从来没想过,病毒感染还会引起糖尿病吧? 病毒感染和糖尿病的发生到底有着怎样的联系呢?

　　关于糖尿病与病毒感染的关系,早在 1864 年,挪威一名医师就思考过这个问题,他曾报道了一则腮腺炎病毒感染后发生糖尿病的病例,提示着病毒感染与糖尿病存在某种联系。自此 100 多年来,病毒感染后发生糖尿病的报道就络绎不绝。腮腺炎病毒、风疹病毒、巨细胞病毒、心肌炎病毒、柯萨奇 B_4 病毒等病毒感染后发生 1 型糖尿病的情况均有报道。

西医学研究发现，人体感染相关的病毒后，主要是通过影响或破坏胰岛 β 细胞来导致糖尿病的发生的，有可能存在以下几种情况：

（1）病毒进入胰腺的胰岛 β 细胞，进而迅速、大量的破坏胰岛 β 细胞，使得患者的胰岛素分泌缺失而突发严重高血糖及酮症酸中毒，危及生命。

（2）病毒在进入胰岛 β 细胞后，长期滞留，使得胰岛 β 细胞生长速度减慢、细胞寿命缩短、细胞数量逐渐减少，若干年后出现糖尿病。

（3）存在糖尿病易感性的个体发生病毒感染后，病毒反复损害胰岛 β 细胞并引发自身免疫应答，自身免疫错误的将胰岛 β 细胞杀伤、破坏而发生糖尿病。

虽然病毒感染是少年儿童发生 1 型糖尿病的重要环境因素，我们也不必为此而过度担心，并非每次病毒感染都会损坏胰岛 β 细胞，而且在众多病毒感染的患者中，发生糖尿病的毕竟只是少数。

别人的糖尿病会传染给我吗?

既然糖尿病和病毒感染有一定的相关性，那么糖尿病会不会传染呢？

要回答这个问题，首先我们要了解什么是传染病。传染病是指由各种病原体引起的能够在人与人、动物与动物或人与动物之间相互传播的一类疾病，比如鼠疫、病毒性肝炎、艾滋病、肺结核、流行性感冒、SARS等。因此我们不难发现，糖尿病和我们日常生活中所遇到的传染性疾病是不同的。

虽然流行病学研究调查也说糖尿病的发病具有种族和家族"遗传易感性"，也就是说患糖尿病会受遗传因素的影响，或者由于某种遗传缺陷使其后代的生理代谢具有容易发生糖尿病的危险特性，但是这种"遗传易感性"和我们所说的"传染"是有很大区别的，它不是由某种病原体引起的，也不会在人和人之间互相接触而传播，也就是说，我们不会因为接触了糖尿病患者而被传染上糖尿病。

药物也会引起糖尿病吗？

刘伯伯和谢阿姨在一次社区义诊中都发现了自己的随机血糖偏高，后来听从社区医生的建议继续完善了相关检查，最后双双确诊了糖尿病。

在详细询问相关病史后，医生把目光投放在刘伯伯和谢阿姨的用药史上。原来刘伯伯因为基础性疾病有长期服用糖皮质激素的病史，谢阿姨也因为焦虑抑郁而长期服用某种抗精神病类药物。

刘伯伯和谢阿姨都表示很疑惑，我吃药是为了治病的呀，怎么还让我得糖尿病了呢？

我们知道，长期服用某些药物是可能会引起血糖升高的，但是正常人体是可以通过增加胰岛素的分泌来抵消这种不良反应，从而使血糖继续维持在正常水平。但是对于糖尿病高危人群来说，服用了这些药物后可能导致糖耐量损害甚至诱发糖尿病。那么，有哪些药物容易导致血糖升高，需要我们引起注意呢？

常见的易升高血糖的药物主要有以下几类：

（1）激素类药物：如糖皮质激素（氢化可的松、泼尼松、泼尼松龙、地塞米松等）、雌激素和含有雌激素的口服避孕药、甲状腺素、生长激素、胰高血糖素等。这类药物引起的血糖升高具有剂量和时间依赖性，即用量越大，时间越长，药源性高血糖发生率越高，全身用药更易引起高血糖。

（2）抗精神病药物：包括典型抗精神病药物如氯丙嗪、氟哌啶醇、氟哌噻吨，非典型抗精神病药物氯氮平、奥氮平、利培酮、喹硫平、阿立哌唑、齐拉西酮等，均有诱发糖尿病的风险，其中临床应用日趋广泛的氯氮平和奥氮平最易诱发糖尿病。

（3）平喘药物：如特布他林、茶碱、二羟丙茶碱（喘定）、沙丁胺醇（舒喘灵）等均可诱发高血糖，其中大剂量静脉注射沙丁胺醇可能诱发糖尿病酮症酸中毒。

（4）烟酸（维生素 B3），临床用于调节血脂异常，对于血糖原本正常者来说不易引起血糖升高，但对于有糖尿病或糖耐量异常的患者来说,就容易引起血糖升高,用药剂量越大,血糖升得越高。

(5)其他药物:如用于防治器官移植排斥反应的他克莫司、环孢素 A 等。利尿药:氯噻嗪、氢氯噻嗪(双氢克尿噻)、环戊噻嗪、苄氟噻嗪及氯噻酮等。抗结核药:如异烟肼、利福平等。还有苯妥英钠、普萘洛尔、α干扰素、锂盐、左旋多巴、二氮嗪、恩卡胺、乙酰唑胺、吗啡、吲哚美辛、胺碘酮、加替沙星、奥曲肽等均可能引发高血糖,严重者可诱发糖尿病高渗性昏迷。

胰腺疾病和患糖尿病有什么关系?

我们都知道,糖尿病的发生与胰岛素的功能是密不可分的,而胰岛素又是依靠胰腺分泌的,那么胰腺疾病和患糖尿病有什么样的关系呢?

其实,除了平时我们常见的急、慢性胰腺炎,胰腺肿瘤等属于胰腺疾病,糖尿病本身也属于胰腺疾病,它是胰腺内分泌功能低下性疾病。有人还有疑问,既然糖尿病属于胰腺疾病这个大家族中的一员,那平时我们发现家族中其他一些成员在患有胰腺疾病时也会出现血糖升高的情况,这是不是也叫患了糖尿病?确实如此,我们把这种情况称之为继发性糖尿病。

　　这种继发性的糖尿病和我们平时认识的糖尿病又有所不同,我们知道目前医学水平下把糖尿病定义为终身性的代谢疾病,意味着不能够被治愈。而这些继发性糖尿病都有一个共同特点就是:高血糖有因可查,去除了这些高血糖原因后,高血糖可以被纠正。例如:无论是急性或者慢性胰腺炎,均有可能在病程中继发糖尿病和糖耐量降低,一般为短暂性,继发性糖尿病随着胰腺炎的好转或治愈而减轻或消失,但也有极少数患者演变成永久性糖尿病。

　　此外,糖尿病症状可能是胰腺癌初期或病程中的表现,据研究证实,胰腺癌和糖尿病在发病上互为因果,胰腺癌可诱发糖尿病,糖尿病也可并发胰腺癌。

第二章

为什么说我得了糖尿病？

在确诊糖尿病之前，我们有必要知道，如果得了糖尿病，我们会有一些什么症状？或者如果出现什么症状，我们需要去医院检查是否得了糖尿病？在这一节内容里，我们来谈谈关于糖尿病的症状与诊断吧！

王司机的妈妈是一位糖尿病患者，体型肥胖的他最近也出现了类似的症状，体现在他最近觉得特别容易饿，吃得很多但体重却减轻了，总觉得口很干，出车时总要带上几瓶水，小便次数也增多了，开车时还要经常找洗手间，作为职业司机的他觉得非常的苦恼。结果，他被医生告知得了糖尿病。

哪种人应该去医院检查是否得了糖尿病？

医生说，诊断糖尿病并不困难，困难的是能否想到患了糖尿病的可能，从而尽早去医院做必要的检查以确诊或排除糖尿病。你知道吗？下面这些情况可能成为检查出糖尿病的线索，如果你也有，那就要引起重视了：

（1）有糖尿病家族史者：如其祖父母、父母、兄弟姐妹、子女或其他亲属（配偶不在其内）中有糖尿病者。

（2）肥胖者，特别是原先肥胖，近来体重和体力下降者。

（3）有"三多一少"（吃得多、喝得多、尿得多、体重减少）症状者。

（4）视力减退，特别是双目视力减退者。

（5）皮肤瘙痒，容易生疮化脓，以及皮肤损伤后难以愈合者。

（6）曾经分娩过体重大于 4 000g 的婴儿。

（7）以前被诊断过妊娠糖尿病。

（8）妊娠 24～28 周。

（9）患有高血压、高脂血症、高尿酸血症者。

（10）患有其他自身免疫性疾病，而且现在年龄小于 30 岁。

每年例行的体格检查是对自己身体状况的定期监测，平时应积极参加健康检查，不要老是说自己"没事儿，身体棒着呢，不用查"。体检的结果如有疑问，应立即去医院向医生咨询。

健康生活一点通

糖尿病早期有五个征兆可以参考：第一，能吃能喝体重减轻；第二，瘙痒难忍易反复；第三，勃起不坚没性趣；第四，心慌手抖血糖低；第五，手足麻木没力气。如果发现有类似状况，就要尽快去做有针对性的糖尿病筛查专项体检。

第一节 糖尿病的蛛丝马迹

"三多一少"是糖尿病的典型症状

典型的糖尿病患者会出现典型的"三多一少"症状，下面我们一同来看看这"三多一少"的具体表现和发生的机制吧。

（1）吃得多：多食是糖尿病患者常见的症状，表现为饭量比以前增大，或者进食明显多于同年龄、同性别、同劳动强度者时，但仍有饥饿感。一般来说，随着年龄的增大，人的饭量会逐渐减少，性别、年龄和活动量相近者饭量应该差不多。如果一个人突然或者逐渐食量增加，就要怀疑是不是有发生糖尿病的可能了。

那么为什么糖尿病患者会出现吃得多这种情况呢？

原来啊，糖尿病患者多食的原因主要是身体对糖类利用得不好。虽然吃得多，但是由于体内缺乏胰岛素的帮助，使得糖分不能充分利用，造成细胞内饥饿，特别是专门负责饥饿及饱感的神经中枢——下丘脑得不到足够的营养，患者就会感到饥饿，进而造成多食。

但有的糖尿病患者说，他们多食的症状并不是非常明显，餐前饥饿难忍才是他们最苦恼的。造成餐前饥饿的主要原因是胰岛素分泌迟缓，与血糖的高低不同步。正常人血胰岛素的升降与血糖几乎同步，血糖上去了，胰岛素分泌马上增多，使血糖回到正常范围；血糖下降了，胰岛素的分泌也立即减少，以免造成低血糖。在糖尿病的早期，或者在"高危人群"中或血糖增高阶段时，胰岛素的量并没有明显减少，但胰岛的反应开始变得迟缓，导致与血糖水平不一致。餐后血糖升高，胰岛素分泌不出来，致使血糖升得过高；在下顿餐前血糖下来时，胰岛素分泌反而达到高峰，这样就造成了低血糖，引起餐前饥饿难忍。以后随着病情的进展，胰岛素分泌越来越少，这种餐前低血糖就不再发生了，但这不意味着病情好转了，相反，这说明糖尿病越来越严重了，要赶紧找医生商量进一步的治疗对策了！当然，有些吃口服降糖药或打胰岛素的患者因为饮食、运动和用药没搭配好,也可能造成餐前低血糖。

(2)多尿、多饮:体现在白天、夜间小便次数和尿量都增多,特别是夜间尿多,常起夜上厕所。平时总感觉口唇干燥,口渴难忍,即使喝很多水也不能解渴。

糖尿病患者为什么会出现多尿、多饮呢?

糖尿病患者血糖升高,造成血液的渗透压升高,形成渗透性利尿。人如果尿得太多,体内损失了大量的水分,通过身体的生理调节机制,人就会感到口渴,主动向机体要求补充水分。所以多尿是多饮的原因,多饮是多尿的结果。也就是说糖尿病患者不是"喝得太多,不得不尿",而是"尿得太多,不得不喝"。

约有 2/3 的糖尿病患者会有多尿、多饮的症状,1/3 的患者没有多尿多饮或者多尿多饮的症状不太明显。也就是说,不是所有糖尿病患者都存在多尿多饮的症状。

那么如果存在多尿、多饮,是不是就一定是糖尿病呢?

典型的糖尿病患者有多尿、多饮的症状,有的人喝得多或尿得多,但如果血糖在正常范围,那他并不一定是得了糖尿病。比如尿崩症是由下丘脑或垂体后叶病变所引起,在临床上就可以出现烦渴多饮,多尿，甚则严重脱水的症状，但他们的血糖是正常的，尿糖也是阴性。再如精神性多饮或精神性多尿症，也表现为烦渴、多饮、多尿，但血糖正常，尿糖阴性，此种患者往往有精神异常或有精神刺激史，常伴有神经衰弱等一系列症状。另外，在生理情况下，天气寒冷时尿量会增加，气候炎热多汗时喝水也会增加。因此诊断糖尿病不能仅凭临床症状，更重要的是要结合辅助检查以明确诊断。

（3）体重减轻：糖尿病的典型症状就是"三多一少"，吃的比原来多，体重却一再下降。体重下降的同时常常感觉疲劳、困乏无力，老想躺着。造成这"一少"的主要原因主要包括以下几个方面：①糖利用得不好，身体得不到足够的能源；②因为身体不能很好地利用糖分，所以只得动用肌肉和脂肪，造成肌肉消耗、脂肪减少；③有时因为多尿造成矿物质，特别是钾的丢失，而血钾低也可以造成疲乏无力；④糖尿病的自主神经病变，使支配肌肉的神经功能障碍等。在糖尿病及其并发症得到良好控制后，"一少"的症状会明显减轻。

但是在现实中，不是所有的糖尿病患者都会出现上述典型的"三多一少"症状，他们有可能出现一些不典型的隐性症状，如果不稍加注意，很容易漏诊、误诊。

糖尿病的隐性症状有哪些?

糖尿病的隐性症状主要有以下几点:

(1)面容色泽发红。典型的糖尿病患者在发病前后,面色并无异常改变。但有人调查过千例隐匿性糖尿病患者,发现绝大多数患者颜面色泽较红,有89.5%的患者呈不同程度红面容。

(2)手足部水疱。隐性糖尿病患者的手、足以及足趾、小腿伸侧,在没有任何诱因的情况下,常突然出现外观颇似灼伤后的水疱,其特点是不痛不痒。

(3)胫骨前生褐色斑。此症多见于轻型糖尿病患者,主要表现为小腿前部皮肤出现椭圆形褐色斑,伴有轻度凹陷性萎缩。其中有10%患者可合并糖尿病性神经病变。

(4)手足背肉芽肿。早期糖尿病患者在手足背常出现色泽淡红、指甲大小、质硬、呈环状的肉芽肿。

(5)菱形舌炎。大约有2/3隐性糖尿病患者可出现原因不明的舌疼痛、舌背中央呈菱形的乳头缺损(即舌背上无舌苔覆盖)等。

(6)皮肤瘙痒。约有10%的早期糖尿病患者可有全身性或局限性的皮肤瘙痒。症状较顽固,以外阴部或肛门部位最严重。

女性糖尿病患者有哪些特殊的症状？

刚确诊糖尿病的赵女士不仅存在"三多一少"的典型症状，还存在外阴部瘙痒，阴道涩痛等不适，这些症状和糖尿病有没有关系呢？

其实啊，女性作为糖尿病患者中的一个特殊群体，她们的症状也有相应的特殊性。主要表现在以下几方面：

（1）阴部瘙痒。由于糖尿病患者胰岛素分泌相对不足，血糖升高，尿液中糖分随之增多，导致女性阴道内糖分增多，易改变阴道的酸碱平衡，使阴道酸性增加，霉菌易于繁殖，导致阴道感染，出现阴道瘙痒。有些患者则由于血糖升高，自主神经系统功能受到影响，也容易引起霉菌性阴道炎。但并不是所有女性糖尿病患者都会出现外阴瘙痒，临床较肥胖的糖尿病患者，早期易出现外阴瘙痒的现象。

（2）阴道干涩。阴道干涩多是由于性激素水平低下而引起的，并由此而引起女性性交疼痛。

（3）尿路感染。其实糖尿病患者无论男女都易患尿路感染，这是因为糖尿病患者血糖高，随之尿糖含量也高，尿呈酸性环境，细菌极易在酸性环境下生长而引发感染。同时，糖尿病患者还存在着自主神经与周围神经病变，患者往往感觉迟钝，即使存在尿路感染，小便频、急、疼的症状也不明显，因此往往会被患者忽视。因为女性特殊的生理结构，尿道短宽直，决定了女性患者更容易得无症状的尿路感染，而且年龄越大，自身防御能力越差，感染概率也越大。

因而，女性糖尿病患者要特别注意以下几点：平时多饮水，多排尿，充分发挥水对尿道的"冲洗"作用，避免细菌繁殖；穿棉质内衣裤，保持外阴干爽；每晚用温开水清洗外阴部，保持外阴部清洁；通常每1~2周要进行尿常规检查。

（4）腰臀比例增大。中年以上妇女应关注自己的腰围。正常腰围与臀围比值为0.70~0.85，若比例大于0.85，则要警惕糖尿病的可能。

（5）糖尿病孕妇容易生巨大胎儿。由于糖尿病孕妇血液中的葡萄糖增高，孕妇血液中的葡萄糖可以通过胎盘进入胎儿体内，胎儿长期处于高血糖状态，引起胰岛素分泌活跃，促进糖原、脂肪和蛋白质合成，使胎儿脂肪堆积，脏器增大，体重增加，故胎儿巨大。

（6）糖尿病患者容易发生性功能障碍。这是由于糖尿病患者供应会阴部营养的动脉硬化、管腔狭窄，会影响阴部血液供应，导致阴道分泌液分泌减少，神经末梢反应迟钝。

健康生活一点通

女性糖尿病患者若选择母乳喂养，在婴儿吸奶的时候，母亲体内的血糖水平会下降，应注意预防低血糖的发生。

上面我们一起了解了糖尿病典型的"三多一少"症状、不典型的隐性症状以及女性糖尿病患者特有的部分症状，但是你知道吗？有些糖尿病患者是没有症状的！

刚确诊糖尿病的刘奶奶就感到非常困惑，自己平时一切都正常，并没有出现任何的不适，怎么医生说自己得了糖尿病呢？到底是怎么回事？是不是医生搞错了呀？

为什么有些糖尿病患者没有症状？

你知道吗？没有糖尿病症状的人不见得不是糖尿病患者！原因主要有以下几个方面：①血糖高到一定水平才出现糖尿病症状。研究发现，只有在血糖水平高于 270mg/dl（即 15.0mmol/L）并持续一段时间的情况下，临床上才出现明显的"三多一少"等糖尿病症状，而糖尿病的诊断标准要远远低于这个数值。②对高血糖的反应不敏感。有的患者特别是老年人，可能对血糖升高不敏感，血糖虽然很高，临床上也不会出现症状。③缺乏糖尿病知识。有些人对糖尿病一无所知，虽然已有"三多一少"的症状，但没有意识到这是异常表现，反而认为"能吃能喝身体好"，"有钱难买老来瘦"。这些情况很容易造成漏诊，以致耽误治疗。

所以说，医生并没有错。上了年纪的刘奶奶之所以没有出现临床症状，是因为她对血糖升高不敏感。但需要引起注意的是，没有临床症状并不意味着不需要治疗。

第二节　糖尿病的诊断

医生说，糖尿病是这样被确诊的

糖尿病是怎么诊断的？

据美国糖尿病协会（ADA）发布的 2014 年糖尿病诊疗标准执行纲要，糖尿病的诊断标准如下：

空腹血糖（FPG）≥ 126mg/dl（7.0mmol/L），空腹的定义是至少 8 小时无热量摄入；或口服葡萄糖耐量试验（OGTT），相当于口服包含了 75g 无水葡萄糖的糖负荷后 2 小时血糖（2hPG）≥ 200mg/dl（11.1mmol/L）；或具有高血糖典型症状或存在高血糖危象者，随机血糖 ≥ 200mg/dl（11.1mmol/L）。缺乏明确的高血糖典型症状患者，应重复检验以证实结果。

除血糖外，自 2010 年 ADA 糖尿病医学诊疗标准正式将糖化血红蛋白（HbA1c）≥ 6.5% 纳入糖尿病诊断标准。2013 年我国糖尿病指南尚未将 HbA1c 列入糖尿病诊断标准，是鉴于 HbA1c 检测在我国尚不普遍，检测方法的标准化程度不够，测定的质量控制尚不能符合目前糖尿病诊断标准的要求。但对于采用标准化检测方法，有严格质量控制，正常参考值在 4.0%～6.0% 的医院，HbA1c ≥ 6.5% 可作为诊断糖尿病的参考。

每个人得的糖尿病都是一样的吗？

也许我们身边也有一些家人或朋友，同样不幸地确诊了糖尿病，那么他们所得的糖尿病都是一样的吗？

其实啊，糖尿病是有分型的，不同的人得的糖尿病类型也可能不同，因而后续的治疗方案也会有所差异。糖尿病的最新分型是按病因分类的，分为四型：1 型、2 型、特殊型和妊娠期糖尿病型。

1. 1 型糖尿病

1 型糖尿病是由胰腺 β 细胞破坏或原发性 β 细胞功能缺陷所导致，常出现胰岛素绝对缺乏，因此患者对胰岛素依赖。

1 型糖尿病又分为免疫介导型和特发型。其中儿童和青少年的免疫介导型糖尿病可以很快发展为酮症酸中毒；特发型糖尿病的病因尚不清楚，无证据表明患者有自身免疫性，其特点是他们的胰腺不产生胰岛素，且易发生酮症酸中毒。

2. 2 型糖尿病

2 型糖尿病初期胰腺 β 细胞功能尚可正常，但存在胰岛素抵抗和胰岛素相对不足，其中许多人不需要胰岛素维持生存，但 1/3 的 2 型糖尿病患者最终仍需要胰岛素来维持正常血糖水平。

2 型糖尿病患者可以多年不被发现，因高血糖不严重，不足以引起明显的症状。此类患者常合并有高血压、高脂血症、高尿酸血症等代谢综合征表现，故这些患者发生血管并发症的风险增加。这类患者一般不发生酮症酸中毒，除非有感染等应激因素。2 型糖尿病的患病较 1 型糖尿病而言，与糖尿病家族史关系更密切。

3. 特殊型糖尿病

1 型糖尿病和 2 型糖尿病的病因尚未明确，我们称之为原发性糖尿病，而特殊类型糖尿病则一般有特定的病因，因病因的不同而区别于 1 型或 2 型糖尿病。特殊型糖尿病大致包括以下几类：

（1）β 细胞的遗传性缺陷，如青年人中的成年发病型糖尿病和线粒体基因突变糖尿病。

（2）内分泌病，如肢端肥大症、Cushing 综合征、胰升糖素瘤、嗜铬细胞瘤、甲状腺功能亢进症、生长抑素瘤、醛固酮瘤等。

（3）化学物质或药物引起的糖尿病，如 Vacor（毒鼠药吡甲硝苯脲）、喷他脒（pentamidine）、烟酸、糖皮质激素、甲状腺激素、二氮嗪、β 受体激动剂、噻嗪类利尿药、苯妥英钠、干扰素 α 等。

（4）胰岛素作用遗传性缺陷，如 A 型胰岛素抵抗、Rabson-Menden-hall 综合征、脂肪萎缩型糖尿病等。

（5）胰腺外分泌疾病，如胰腺炎、创伤、胰腺切除术、肿瘤、囊性纤维化病、血色病、纤维钙化性胰腺病等。

4. 妊娠期糖尿病

正在怀孕的周太太就发现她自己的血糖偏高，医生告诉她已经达到了糖尿病的诊断标准了，可是让周太太纳闷的是，自己怀孕之前的血糖水平一直都是正常的啊，怎么怀孕之后血糖就异常了呢？

原来啊，周太太是得了妊娠期糖尿病。

目前将妊娠期间的高血糖大致分为两种情况：一种是妊娠前已经确诊糖尿病，称"糖尿病合并妊娠"；另一种为妊娠前糖代谢正常或有潜在糖耐量减退，妊娠期才出现或确诊的糖尿病，称为"妊娠期糖尿病

（GDM）"。糖尿病孕妇中 80% 以上为 GDM，糖尿病合并妊娠者不足 20%。

妊娠期糖尿病的常见病因是胰岛素分泌受限，不能代偿孕期生理变化。这时候如果靠控制饮食不能控制血糖，可以使用胰岛素治疗。多数情况下，分娩后糖耐量可恢复正常。但在产后 5 ~ 10 年仍然有发生糖尿病的高度危险性。妊娠期妇女在妊娠后 6 周必须请医生检查，行 75g 葡萄糖耐量试验，争取尽早发现，尽早治疗。

周太太妊娠期间的血糖异常是很有可能在分娩之后恢复正常的，只要产后注意饮食、保持良好的生活习惯，保持定期复查就可以了。

经过上述的学习，我们知道妊娠是可以使那些隐性糖尿病患者显性化，使既往无糖尿病的孕妇发生妊娠糖尿病，还能使原有糖尿病患者的病情加重。那么我们怎么知道孕妇在怀孕期间有没有得糖尿病呢?

如何诊断妊娠合并糖尿病?

妊娠合并糖尿病包括孕前糖尿病（PGDM）和妊娠期糖尿病（GDM）。

根据中华医学会妇产科学分会产科学组发布的《妊娠合并糖尿病诊治指南（2014）》，符合以下 2 项中任意一项者，可确诊为孕前糖尿病（PGDM）。

1. 妊娠前已确诊为糖尿病的患者。

2. 妊娠前未进行过血糖检查的孕妇，尤其存在糖尿病高危因素者，首次产前检查时需明确是否存在糖尿病，妊娠期血糖升高达到以下任何一项标准应诊断为 PGDM。

（1）空腹血浆葡萄糖（fasting plasma glucose，FPG）≥ 7.0mmol/L（126mg/dl）。

（2）75g 口服葡萄糖耐量试验（oral glucose tolerance test，OGTT），服糖后 2h 血糖≥ 11.1mmol/L（200mg/dl）。

（3）伴有典型的高血糖症状或高血糖危象，同时随机血糖≥ 11.1mmol/L（200mg/dl）。

（4）糖化血红蛋白（glycohemoglobin，HbA1c）≥ 6.5%[采用美国国家糖化血红蛋白标准化项目（national glycohemoglobin standardization program，NGSP）/ 糖尿病控制与并发症试验（diabetes control and complication trial，DCCT）标化的方法]，但不推荐妊娠期常规用 HbA1c 进行糖尿病筛查。

GDM 诊断方法和标准如下：

推荐所有尚未被诊断为 PGDM 或 GDM 的孕妇，在妊娠 24～28 周以及 28 周后首次就诊时行 OGTT。正常情况下，服糖前及服糖后 1h、2h，3 项血糖值应分别低于 5.1mmol/L、10.0mmol/L、8.5mmol/L（92mg/dl、180mg/dl、153mg/dl）。如果任何一项血糖值达到或超过上述标准,即可诊断为 GDM。

GDM 高危因素包括肥胖(尤其是重度肥胖)、一级亲属患 2 型糖尿病(type 2 diabetes mellitus,T2DM),GDM 史或巨大胎儿分娩史、多囊卵巢综合征、妊娠早期空腹尿糖反复阳性等。若是孕妇具有 GDM 高危因素,建议妊娠 24～28 周首先检查 FPG。FPG ≥ 5.1mmol/L,可以直接诊断 GDM,不必行 OGTT;FPG < 4.4mmol/L(80mg/dl),发生 GDM 可能性极小,可以暂时不行 OGTT。FPG ≥ 4.4mmol/L 且 < 5.1mmol/L 时,应尽早行 OGTT。若首次 OGTT 结果正常,必要时可在妊娠晚期重复 OGTT。但是要注意的是,妊娠早、中期随着孕周的增加,FPG 水平会逐渐下降,尤以妊娠早期下降明显,因而,妊娠早期 FPG 水平不能作为 GDM 的诊断依据。

第三节 糖尿病的分期

什么是糖尿病前期?

糖尿病发病前的一段时期,此时糖调节已经受损,包括空腹血糖受损(IFG)和糖耐量减退(IGT)。空腹血糖超过正常值最高上限 6.1mmol/L,

低于糖尿病诊断标准 7.0mmol/L, 就是空腹血糖受损;口服 75g 葡萄糖(糖耐量试验)后 2 小时血糖超过正常血糖最高上限 7.8mmol/L, 而低于糖尿病诊断标准 11.1mmol/L, 就是糖耐量减退。这两种情况都是糖尿病前期,提示患者可能有胰岛素抵抗或胰岛细胞功能缺陷,需要及早通过饮食、运动等干预使血糖恢复正常,否则,高血糖会进一步加剧胰岛素抵抗或胰岛细胞功能缺陷,使糖代谢异常加重,最终可能发展成真正的糖尿病。

什么是糖尿病"蜜月期"?

糖尿病还有"蜜月期"?其实这是指 1 型糖尿病(2 型糖尿病相对少)在发病初期,经胰岛素治疗1~2个月以后,有少数患者进入了典型的缓解期,在这段时间,患者胰岛 β 细胞功能得到不同程度的改善,胰岛素用量明显减少,甚至个别患者可以停止使用胰岛素,这种现象在医学上称为糖尿病"蜜月期"。1 型糖尿病"蜜月期"长短不一,国外报道最长的可长达 13 年,最短的仅有 1 个月。

第四节　糖尿病的"为非作歹"

糖尿病使我们的代谢发生紊乱

糖尿病是一个全身性的代谢性疾病，而人体各种代谢是环环相扣的，当血糖放肆升高时，代谢就乱了。

（1）糖代谢紊乱。糖尿病的糖代谢紊乱表现很多，比如说血糖升高后引起了多尿、多饮；外周组织对葡萄糖利用障碍，脂肪、蛋白质的代谢随之出错，导致人觉得乏力，陷入了容易饿，饭量大，却怎么吃也吃不胖，越吃却又越瘦的苦恼中。

（2）脂肪代谢紊乱。患者的血脂，尤其是血甘油三酯水平升高，而对身体有保护作用的高密度脂蛋白却过低，大大增加了发生高血压、动脉硬化、冠心病、脑血管意外等心脑血管疾病的风险。更可怕的是，急性脂肪代谢紊乱可造成脂肪大量分解，产生大量酮体，最终导致酮症酸中毒。

（3）蛋白质代谢紊乱。患者蛋白质合成障碍，来源就不足了，偏偏它还拼命分解消耗，结果就造成了体重和体力的下降。

（4）水、盐以及酸碱代谢紊乱。病情急剧恶化时，患者会有明显的脱水、失盐，以及不同程度的酸中毒现象，严重时甚至危及生命。

糖尿病会削弱抵抗力，使我们容易生病

糖尿病患者抵抗力弱，对细菌、病毒等感染的免疫力差，容易在细菌居住较多的皮肤、呼吸道、泌尿道等地方上出问题，变得病恹恹的。

真是够惨的！本来得了糖尿病就很糟心了，偏偏高血糖还会时不时"捉弄"血白细胞，使中性粒细胞游动迟缓，在细菌入侵人体后，不能及时赶到细菌感染区剿灭它们，引起一系列相关疾病。

结核杆菌也爱在这个时候趁虚而入，而且比普通细菌引起的后果更为严重。

糖尿病使我们更容易得肺结核

糖尿病患者易患肺结核，患病率是普通人的 10 倍，而且这种肺结核大部分比较严重，病情复杂，传染性强，病死率高。

在糖尿病患者体内，葡萄糖堆积在血液里导致高血糖，而其他组织器官由于葡萄糖不能被有效利用，则呈现出一种能量不足的状态，进而导致其他各种营养物质代谢紊乱。可以认为此时机体是"缺乏营养"的。人体长期处于"营养不良"的状态，免疫力自然会降低。这样就给了各种致病菌可乘之机。比如狡猾的结核杆菌就容易在这个时候逃过免疫系统的监视，

悄悄进入身体，利用血液中大量的营养物质生长和繁殖。

所以，得了糖尿病的人，除了要注意好个人卫生护理，更要合理饮食，不能想着"要把血糖控制得越低越好"就少吃或不吃东西，很重要的一点，就是要适度运动，好的运动会增强我们身体的免疫力，吃饭香，运动好，身体棒！

可怕！糖尿病居然会导致失明

有部分老年糖尿病患者出现视力模糊时，总是想当然地以为是老花眼了，结果万万没想到，居然是糖尿病在作祟！为什么呢？糖尿病患者容易出现视物模糊的原因主要有以下几方面：

（1）血糖短时间内剧烈波动：当血糖短期内升高明显，或糖尿病患者服用降糖药后血糖迅速下降时，会造成眼睛晶状体内渗透压急剧变化，使屈光度发生变化，引起视物模糊，这种情况常出现在刚确诊的糖尿病患者中。

（2）白内障：无糖尿病的老年人也会出现白内障，但糖尿病患者的白内障往往出现得更早而且进展得更快，严重时可引起失明！

（3）视网膜病变：糖尿病病程较长且控制不好时，容易造成糖尿病视网膜病变，当出现眼底出血时，视力会快速减退。

因此，当出现视力模糊时，我们一定要考虑到会不会有糖尿病的可能，及时去医院就诊，以免错过诊治的最佳时期。

不想吃东西、便秘，也有可能是糖尿病引起的

不是说糖尿病的三大症是"多食""多尿""多饮"吗？那得了糖尿病的人胃口应该很好啊，怎么会不想吃东西呢？那是因为，糖尿病时间长了，再加上血糖没有长期稳定控制，支配胃肠道的自主神经受损了，胃肠道蠕动功能变差。食物一直积存在胃内，不能被消化，就会产生腹胀感，胃口也会随之锐减，不想吃饭或茶饭不香。而肠动力变差就会使肠内容物下行变慢，在肠中积存时间长，水分被再吸收，水分含量越来越少，造成大便干燥难以排出，最后造成了便秘。不过，也有的患者表现为肠蠕动紊乱，大便几日稀、几日干，腹泻、便秘交替出现。

皮肤瘙痒，别以为涂点药膏就万事大吉了

糖尿病患者由于长期代谢紊乱可引起各个系统的变性病变，其中皮肤是代谢活跃的器官，在糖尿病的急性或慢性代谢紊乱时都可以引起皮肤病变。皮肤病

变主要表现为皮肤瘙痒，特别是外阴和肛门部的局部瘙痒，多与念珠菌感染有关。在控制血糖以及抗霉菌治疗后，瘙痒症也会消退。因此，当出现外阴、肛门处瘙痒时，应考虑到是否有糖尿病的可能。此外，糖尿病神经病变也会引起皮肤干燥，部分患者因此有其他部位或全身的瘙痒症。

由于糖尿病患者长期的神经及微血管病变，皮肤营养及弹性差，瘙痒时容易抓破，抓破后愈合慢，常遗留色素沉着，尤其在小腿前部皮肤。少数严重糖尿病患者可发生皮肤大疱性皮损，以手足背和四肢好发，常常突然发生，不痛不痒，可自愈，不留瘢痕。其发病原因目前尚不十分清楚，可能与长期糖尿病周围神经病变导致皮肤神经营养障碍有关。

第五节 得了糖尿病会不会死

得了糖尿病能活多久？

虽然糖尿病是一种终生性疾病，且不能根治，但这并不意味着得了糖尿病的人的寿命一定比没有得糖尿病的人短。只要糖尿病患者控制好血糖，就可以有效地延缓或避免并发症的发生，和正常人拥有一样的生活质量和寿命。

健康生活一点通

糖尿病需要被正确认识，首先我们要知道，糖尿病不是绝症，它是一种慢性疾病。日常生活中需要细心注意，病情和血糖的波动系数相关，血糖如果控制稳定，那么对于患者健康的不良影响就会大大减少。

糖尿病可以根治吗？

作为糖尿病患者，渴望自己的病能有办法根治，这种心情是可以理解的。遗憾的是，到目前为止，糖尿病还没有根治的办法。也就是说人一旦得了糖尿病，暂时没有治愈的机会。

如果有人说有办法能根治糖尿病，那是夸大其词，有些还可能是巫医假药，糖尿病患者千万不要轻信谣传，随意终止正规治疗，以致贻误病情，甚至酿成大祸。有些糖尿病患者的病情很轻，经过一段正规治疗，特别是适宜的饮食控制，血糖可以降至正常，甚至不用药也可维持血糖在正常范围，但这并不意味着糖尿病已被治愈，如果放松治疗，糖尿病的表现就会卷土重来。所以，糖尿病患者要做好打持久战的思想准备，长期坚持饮食治疗、运动治疗和血糖监测，必要时采用药物治疗，使血糖始终控制在满意水平，尽量延缓糖尿病并发症的到来,这样就可以享有与非糖尿病者一样的高质量生活和基本等同的寿命。

如何预防糖尿病

糖尿病是一种非传染性疾病,其发生虽有一定的遗传因素,但起关键作用的还是后天的生活和环境因素。双亲中患有糖尿病而本人又肥胖多食、血糖偏高、缺乏运动的高危人群,尤其要注意预防。现已知道,热量过度摄入、肥胖、缺少运动、吸烟酗酒、妊娠等是发病的重要因素。

树立正确的饮食观并采取合理的生活方式,可以最大限度地降低糖尿病的发生率。低糖、低盐、低脂、高纤维、高维生素,是预防糖尿病的最佳饮食配伍。具体预防措施如下:

(1)定期检测血糖,以尽早发现无症状性糖尿病。应该将血糖测定列为中老年人常规的体检项目,即使是健康者,仍要定期测定。

(2)坚持适度运动。运动不但可消耗多余的热量,维持肌肉量,而且能提高充实感和欣快感。当然,运动要讲究科学和艺术,要循序渐进、量力而行、照顾兴趣、结伴进行,以易于获得效果和便于坚持,要使运动成为终生的习惯。

(3)对体重进行定期监测。将体重长期维持在正常水平是至关重要的，体重增加时，应及时合理限制饮食，坚持运动锻炼，使其尽早恢复正常。

（4）戒烟和少饮酒，并杜绝一切不良生活习惯。

（5）凡有糖尿病的蛛丝马迹，如皮肤感觉异常、性功能减退、视力不佳、多尿、白内障等，更要及时去测定血糖，以尽早诊断，争取早期治疗的宝贵时间。

第三章

糖尿病实验室检查

很多人称糖尿病为"隐形杀手",起病时它深藏不露,许多糖尿病患者在临床上并未出现典型的"三多一少"症状,从而疏忽了自己身体发生的悄然变化,结果在常规体检时才发现自己原来掉以轻心了。因此,实验室检查对于糖尿病的诊断和发现,十分重要。血糖是诊断糖尿病的主要指标。但是除了血糖,我们还应该要进行其他项目的检查,才能更全面了解和判断病情。

张阿姨3年前在单位体检发现自己血糖升高,当时她没有任何不舒服的感觉和症状,所以她也就没当一回事。这2个月来她发现自己无缘无故体重下降了近6斤,她生怕得了什么绝症,赶紧跑来医院看。经查发现自己的血糖达到13.8mmol/L,医生考虑她可能有糖尿病,建议她做进一步详细的检查以全面了解病情。

诊断糖尿病要做哪些检查?

目前,诊断糖尿病常用的检查项目主要有血糖测定、口服葡萄糖耐量试验、尿糖测定、尿酮体测定、胰岛素测定、C 肽测定、糖化血红蛋白测定、1 型糖尿病相关抗体测定、眼底检查、尿蛋白和肾功能检查等。

抽血不是要空腹的吗? 我吃了午饭, 是不是影响结果了?

空腹血糖是指抽血前一天晚餐后至少 8 ~ 10 小时不再进食,于清晨 6 ~ 8 点空腹抽血进行血糖测定的数值。给大家提个醒,测定空腹血糖时,一定要注意采血前不用降糖药,空腹时间应不少于 8 ~ 10 小时,空腹时间太长或太短都会影响结果的判定。另外,接受血糖测定前要保证良好的睡眠,不要进行剧烈的运动。

正常情况下,空腹血糖一般不超过 6.1mmol/L。空腹血糖是诊断糖尿病的指标之一,是反映人在无糖负荷状态下基础胰岛素的水平。其可重复性好,是糖尿病诊断必查的项目,很多人害怕查出自己得了什么病,所以就在检查前过分节食,企图达到理想的检查结果,这样自欺欺人的行为可能会让自己错失了诊断和治疗的良机，结果误了自己！

那么，空腹血糖测定结果正常就能排除糖尿病吗？

空腹血糖测定结果正常不能完全排除糖尿病。临床上存在着一些人反复查空腹血糖都在正常范围内，而通过检测餐后 2 小时血糖才被确诊为糖尿病。如果仅查空腹血糖而不查餐后 2 小时血糖，可能会造成一部分糖尿病患者漏诊。

如果空腹血糖测定结果高于正常，但未达到糖尿病的空腹血糖诊断标准时，能排除或者确诊糖尿病了吗？

答案是：都不能。处于这种状态的空腹血糖，既不能确诊糖尿病，也不能完全排除糖尿病。这里和上一个问题一样，同样需要结合餐后 2 小时血糖检测结果。空腹血糖处于这种状态的患者，如果发现餐后 2 小时血糖升高，达到糖尿病的诊断标准，则可以确诊为糖尿病；如果餐后 2 小时血糖并未达到糖尿病的诊断标准，则称为"空腹血糖受损"，属于糖尿病前期的一种情况。

以上提到了空腹血糖对于诊断糖尿病的作用，那么，已经确诊的糖尿病患者有必要检查空腹血糖吗？

显然，答案是肯定的，很有必要！空腹血糖不仅对诊断糖尿病具有重要意义；对于糖尿病患者的病情监测也是必不可少的，更是医生调整降糖药物的重要依据。

我们通常认为，造成空腹高血糖的原因有以下三种常见情况：

1. 药量不足

多见于糖尿病患者晚间口服降糖药或胰岛素用量不足，或进食过多，其特点是睡前血糖高于空腹或与空腹血糖相差无几。

2. 黎明现象

正常人在夜间零点以后，生长激素和糖皮质醇的分泌会增加，这些激素有升高血糖的作用，由于每个人在不同阶段产生的生长激素多少有所不同，故黎明现象不是每个人都会发生的。可让患者在夜间0点和早晨7点各测1次血糖，若早上7点的血糖值高于夜间0点血糖1.0mmol/L以上，即可考虑黎明现象的存在。

3. 苏木杰反应

主要表现为夜间低血糖，早餐前高血糖。这是因夜间发生低血糖后，机体自动调动升高血糖机制，引起空腹血糖反跳性升高。

综上所述，当空腹血糖正常或虽然高于正常但还没达到糖尿病的空腹血糖诊断标准时，我们需要进行餐后 2 小时血糖测定。

而张阿姨做的是随机血糖的检查，是指一天中任何时候的血糖。随机血糖大于 11.1mmol/L 是糖尿病诊断的标准之一。

抽空腹血糖后还要做什么检查吗？要检查餐后 2 小时血糖吗？

从吃第一口主食开始计时，2 个小时后取血测得的血糖数值即为餐后 2 小时血糖。正常人的餐后 2 小时血糖不大于 7.8mmol/l（140mg/dl），它实际上反映的是糖负荷后（服糖后）胰岛功能的储备能力。什么意思呢？这其实是指进食后食物刺激胰岛 β 细胞追加分泌胰岛素的能力。正常情况下，当我们服用糖（食物）后，胃肠道经过一番劳作，提取出了精华——葡萄糖，葡萄糖跑进了血液里，就变成了我们说的血糖，然后在胰岛素的努力之下，血糖跟我们赖以生存的细胞发生反应之后，就为我们带来了能量，血糖被我们利用了，餐后的血糖水平也就不会过高。但是糖尿病患者，由于他们的胰岛功能受损，生病的胰岛工作懈怠了，分泌胰岛素绝对或相对不足，使得葡萄糖滞留在血液里，代谢的时间延迟了，所以餐后 2 小时的血糖就升高了，因而餐后 2 小时血糖是确诊糖尿病的依据之一。要知道，诊断糖尿病时，空腹超过 5.6mmol/l 的人，一定要再查餐后 2 小时血糖或口服葡萄糖耐量试验（OGTT）。

对于已经确诊是糖尿病的患者，餐后 2 小时血糖的检测也是非常重要的，它是衡量饮食控制、降血糖药物治疗措施是否得当、糖尿病控制好坏的一个指标。如果是为了观察治疗效果，测量餐后 2 小时血糖时，应按平时的时间和剂量服药、注射胰岛素和吃饭。

什么是口服葡萄糖耐量试验？

口服葡萄糖耐量试验又称 OGTT，当空腹血糖升高的程度未达到糖尿病诊断标准，糖尿病的诊断不能确定时，通过 OGTT 可进一步确诊糖尿病，故 OGTT 是诊断糖尿病的一项重要检测项目。

患者应在空腹情况下（空腹至少 8～10 小时），在早晨 7～9 点接受空腹血糖检测，然后服用溶解了 75g 医用葡萄糖粉（儿童患者的葡萄糖用量按 1.75g 葡萄糖 /kg 计算）的水 250～300ml，糖水应在 3～5 分钟内一口一口慢慢喝完，并从喝第一口糖水时开始计时，2 小时后抽静脉血检测血糖水平。这是检查人体血糖调节功能的一种方法。正常情况下，我们服用一定量的葡萄糖后，血糖浓度暂时性升高（一般不超过 8.9mmol/L），但在 2 小时内，血糖浓度又可恢复至正常水平。当因内分泌功能失调等因素引起糖代谢失常时，食入一定量的葡萄糖后，血糖浓度可急剧升高，而且短时间内不能恢复到原来的浓度水平，称为糖耐量失常。

做 OGTT 讲究多！接受口服葡萄糖耐量试验前应每日至少摄入糖类 300g；OGTT 前一日晚餐后不要进食，不要吸烟、饮茶，并避免剧烈的活动；试验前，身体应在正常状况下，即不应在发热、肺炎、心脑血管疾病发作、严重外伤或手术等情况下接受试验；试验中若发生恶心呕吐或食用了其他食物应中止试验。另外，空腹血糖已经很高，足以诊断糖尿病的情况下，则不需进行 OGTT 试验。

做 OGTT 恶心想吐，能不做吗？有其他检查可以代替吗？

患者因口服葡萄糖发生恶心呕吐而不能耐受，或无条件做 OGTT 时，为了了解胰岛 β 细胞分泌胰岛素的功能，可以用馒头餐试验替代 OGTT，即以 100g 面粉制作的馒头或 100g 大米熬粥代替 75g 葡萄糖做试验（100g 面粉做熟的馒头重量约 140g），这样可以避免服用葡萄糖后出现恶心呕吐等副作用。这种情况下，在多个时间点（常常为空腹和进餐后 30 分钟、60 分钟、120 分钟、180 分钟）取血测定胰岛素，了解胰岛 β 细胞功能，为使用胰岛素治疗提供重要依据。

要注意的是，中国 2 型糖尿病指南提出，进食馒头后引起的血糖、胰岛素或 C 肽的变化与口服 75g 葡萄糖所得到的试验结果相近，可用来替代 OGTT，但由于馒头不易准确定量，更易受到胃肠道吸收情况的影响，且面粉不是纯淀粉，含有少量蛋白质，消化后的氨基酸对 β 细胞的刺激作用与葡萄糖的作用叠加在一起，与单纯葡萄糖的刺激是不同的，100g 面粉的馒头最终能消化成多少葡萄糖吸收入血液也难以精确估计，不建议馒头餐作为糖尿病确诊试验。

做完 OGTT/ 馒头餐试验，医生给了张胰岛素释放曲线图，这又是什么？

在进行 OGTT 或馒头餐试验过程中，同时在各时间点（空腹、服糖后或进食馒头后 30 分钟、60 分钟、120 分钟、180 分钟）取血测定血糖和胰岛素浓度，叫作胰岛素释放试验。取各点测定的数值绘制成曲线即为胰岛素释放曲线。根据空腹胰岛素、高峰胰岛素数值及高峰出现的时间，并根据相应的血糖水平，可

以评价胰岛 β 细胞功能。胰岛素释放试验的结果有助于区分 1 型、2 型糖尿病，以及判断磺脲类降糖药物继发失效是否因 β 细胞功能衰竭所致，还可以根据结果确定患者是否需要胰岛素治疗。

糖尿病患者的胰岛素释放曲线是怎样的？

正常情况下，空腹胰岛素水平为 5～25mIU/L。而 1 型糖尿病显著低于正常或测不出，2 型糖尿病在正常范围内，也可低于或高于正常（尤其是肥胖者），但胰岛素水平在糖尿病的不同阶段存在差别。胰岛素释放试验时，正常人在 30～60 分钟胰岛素水平出现高峰，是空腹（基础值）的 5～10 倍；1 型糖尿病无高峰出现，呈低平曲线；2 型糖尿病高峰较正常为低，或高峰延迟。判断结果时要同时参考血糖值。

胰岛素水平低下就一定是胰岛功能衰竭吗？

正常血糖的维持是胰岛素敏感性和胰岛 β 细胞功能共同作用的结果，有时胰岛素分泌低于正常，但血糖却基本正常，这与胰岛素敏感性高有关，所以，测定结果显示胰岛素水平低下并不一定就是胰岛功能衰竭，应同时注意是否存在升糖激素分泌不足等其他情况（如肾上腺皮质功能减退症等）。

张阿姨问，糖尿病是不是就是尿中有糖？不用测尿糖吗？

尿糖即尿液中检测出的葡萄糖。正常人每日尿中排出的葡萄糖不超过100mg，尿糖定性测定结果为阴性。若每日尿中排出的糖超过100mg，则称为糖尿，尿糖定性测定结果为阳性。

诊断糖尿病的依据是血糖，尿糖不能作为糖尿病的诊断指标，所以尿糖阳性并非一定就是糖尿病，除了糖尿病外，还有其他原因可能会造成尿糖高。例如：

（1）肾性糖尿：肾小管是个"勤俭节约"的主，正常情况下，它舍不得浪费，就将我们肾小球滤液中的葡萄糖绝大部分重吸收回血液中。尿中只有极微量葡萄糖，一般方法检查不出，所以正常人尿糖检测一般是阴性的。发扬勤俭作风最好的当属肾小管中的近端小管，但是它对葡萄糖的重吸收有一定的限度，没办法一口吃成大胖子，因而当血中的葡萄糖浓度超过8.96mmol/L时，部分近端小管上皮细胞对葡萄糖的吸收已达极限，葡萄糖就不能被全部重吸收，随尿排出而出现糖尿了。这个时候，尿中开始出现葡萄糖时的最低血糖浓度，我们把它称作肾糖阈。当血糖浓度超过肾糖阈时，就开始出现尿糖。由于肾小管再吸收葡萄糖的能力减低，而肾小球滤过率仍然正常，肾糖阈下降，故血糖正常而尿糖阳性。

肾性糖尿主要是由于肾脏近曲小管受损所致，常见于：①妊娠期妇女：少数（10%～15%）妇女在妊娠中晚期，可因暂时性肾糖阈低下而出现糖尿。②家族性肾性糖尿又称"原发性肾性糖尿"或"良性糖尿"。这种疾病与遗传有关，且多为显性遗传，家系中往往有多位成员患病，患者除了肾小管重吸收功能减退外，其他肾功能均正常，不伴有脂肪、蛋白质代谢异常，预后良好。③慢性肾脏疾病如慢性肾炎等，有时可因肾小管对葡萄糖重吸收功能障碍而出现糖尿。其特点是有糖尿而不伴有高血糖，患者无论空腹或饭后，任何一次尿液标本均含有尿糖，但空腹血糖及葡萄糖耐量试验均正常。

（2）饥饿性糖尿：试想一下，一个长期饥肠辘辘的流浪汉突然得到了饱餐的机会，肯定狼吞虎咽吃下大餐，而这个时候尤其是进食大量甜食后，他的尿糖测定往往会呈阳性。这是因为在饥饿期内，由于血糖偏低，胰岛 β 细胞基本处于怠工状态，我上班但我偷懒啊。这个时候，突然大量进食，工作量立马增加几个高度，胰岛 β 细胞看到这大阵势，没来得及应对，胰岛素分泌相对不足，从而导致血糖暂时性升高和糖尿。另外，饥饿时生长激素分泌也增多，可使糖耐量减低，这也会促使血糖升高而出现糖尿。因此，鉴别时应注意询问近期饮食史，必要时可给足量的粮食（每日 250g 以上），3 日后重复糖耐量试验即可鉴别。

（3）假性糖尿（尿糖假阳性）：通常情况下，我们测定尿糖的硫酸铜试验是利用糖的还原性显色。但尿中有不少物质具有还原性，如葡萄糖醛酸、尿酸、维生素 C，或是一些随尿排泄的药物如异烟肼、水合氯醛、吗啡、洋地黄、噻嗪类利尿剂等，当它们在尿中浓度升高时，也可以出现尿糖假阳性，称为"假性糖尿"。临床可通过特殊的葡萄糖试验，如葡萄糖氧化酶试验，与其他尿中有还原性物质排出的疾病相鉴别。

（4）应激性糖尿：常见于急性脑中风、脑外伤、颅骨骨折、脑肿瘤、麻醉等应激状态，在这些应激状态下，机体进入紧张的防御备战状态，这个时候作为能量支持的血糖往往会暂时性过高，伴有糖尿；随着应激状态结束或麻醉药失效，血糖会恢复正常，尿糖转为阴性。

（5）食后糖尿（也称"滋养性糖尿"）：有时候进食大量糖类食物，胃肠道紧锣密鼓赶紧干活，使得葡萄糖吸收太快，导致血糖浓度暂时性升高，超过了肾糖阈而发生一过性糖尿，但其空腹血糖及糖耐量试验均是正常的，考虑是食后糖尿。此外，尿量少而尿糖浓度相对升高时也会出现尿糖强阳性的结果。

造成尿糖阳性的原因很多，一旦发现尿糖阳性，均应做糖尿病相关检查（如"糖耐量试验"等），以求明确诊断，切不可单凭一项尿糖结果阳性就轻易得出糖尿病的结论，否则，将会导致误诊、误治，使患者蒙受不应有的损失和伤害。

尿糖并不能作为确诊糖尿病的依据，但是，尿糖可以作为糖尿病的筛查指标和观察病情变化的指标。

临床上，我们有时可以看到医生要求患者做24小时尿糖定量。这又是什么？有什么意义呢？

早晨起床后先将夜尿排净，然后开始留尿并计时间，直到第二天同一时刻留取的尿液为24小时尿。比如可从早晨7时开始计时并排空膀胱，弃去此次尿液，将之后的尿液全部留在一个干净的容器内直至第二天早晨7时止。注意最后一定要将膀胱排空，并将最后排出的尿液与前面留取的尿液混合均匀，准确记录总尿液的毫升数。用这样留取的24小时尿样定量检测的尿糖为24小时尿糖定量。这项检测可以反映24小时血糖的变化，是评价血糖控制情况的一个参考指标。当尿糖阳性时，需要密切检测血糖，调整治疗。

医生说尿常规除了要看尿糖，还要看酮体？酮体又是什么？

酮体是人体分解利用脂肪产生的中间代谢产物，包括乙酰乙酸、β-羟丁酸及丙酮。正常人产生的酮体可以很快被作为能量利用，在血中含量极微，尿中酮体（以丙酮计）约为50mg/24h，定性测试为阴性。但在饥饿、各种原因引起的糖代谢发生障碍时，脂肪分解增加，酮体产生速度远大于组织利用速度，酮体积蓄过多，可出现酮血症而发生酸中毒，继而发生酮尿。

常见出现尿酮体的情况有：①糖尿病酮症酸中毒：未控制或治疗不当的糖尿病可出现酸中毒，甚至导致昏迷，此时尿酮体检查可呈阳性；②非糖尿病性酮症：感染性疾病（如肺炎、败血症、结核等）的发热期、严重腹泻、呕吐、饥饿、禁食过久、全身麻醉后、妊娠妇女因妊娠反应而呕吐、进食少时；③中毒：如三氯甲烷（氯仿）、磷中毒、乙醚麻醉后等；④服用双胍类降糖药物：如苯乙双胍等。

我尿酮体没事，但是尿蛋白反而异常了，医生让我做 24 小时尿蛋白定量，这是怎么回事啊？

正常人 24 小时尿白蛋白小于 30mg，尿蛋白定性试验呈阴性反应；24 小时尿白蛋白在 30 ~ 300mg（或 20 ~ 200μg/min）即为微量白蛋白尿；24 小时尿白蛋白超过 300mg，尿蛋白定性检测为阳性。

糖尿病患者出现微量白蛋白尿，即提示已发生糖尿病肾病，意味着微血管或大血管病变（动脉粥样硬化）的存在或危险性增加。糖尿病肾病是糖尿病重要的慢性并发症之一，此时若不积极治疗，任其发展，就会逐渐发展为显性蛋白尿，肾功能开始逐渐减退，最终出现肾功能不全和终末期肾病。如果尿蛋白定性检测结果为阳性就已经不属于糖尿病肾病的早期阶段了，糖尿病患者一旦出现临床蛋白尿，肾功能将进行性下降，更应积极治疗。但是，值得注意的是，糖尿病出现肾脏损害时，不要忘记同时存在其他肾脏疾病的可能性（如慢性肾小球肾炎等），这些非糖尿病肾病一般可以找到特异性治疗方法。

你居然不懂糖化血红蛋白！

在高糖的环境中，红细胞所含的血红蛋白对葡萄糖一见钟情，共同诞育了爱情的结晶——糖化血红蛋白，它们承诺此生不离不弃，直至红细胞的死亡才能将它们分开。糖化血红蛋白身上有着血红蛋白和葡萄糖的印记，因此糖化血红蛋白，一方面能反映暴露于血糖中的各脏器蛋白质糖化的程度（血红蛋白是一种蛋白），另一方面，也能反映过去 2 ~ 3 个月内平均血糖水平（因为红细胞平均寿命为 120 天）。因此，糖化血红蛋白在诊断糖尿病和监测血糖方面具有重要意义。

1. 糖化血红蛋白是反映糖尿病患者血糖总体控制情况的指标

糖化血红蛋白正常值为 4% ~ 6%，我们通常认为 < 6% 提示血糖控制偏低，容易出现低血糖；6% ~ 7% 提示血糖控制理想；> 9% 为血糖控制差，是糖尿病并发症发生的危险因素。因此临床上认为当糖化血红蛋白 > 8% 就应该加强血糖的控制。但我们在临床上也可以看到，有些患者对数值非常敏感，追求"低数值"，认为糖化血红蛋白数值越低，血糖就控制得越好，一旦检测结果与正常范围略有偏差，就认为血糖出了问题，于是自作主张加用降糖药或胰岛素。这其实是矫枉过正了，糖尿病的控制是因人而异的。如果患者是孕妇，或有严重低血糖病史，或年龄较大，或有多年糖尿病病史且出现微血管、大血管并发症等，多种药物及胰岛素超剂量治疗仍难以达到正常值，糖化血红蛋白控制标准可以适当放宽。

2. 糖化血红蛋白是提示和判断糖尿病慢性并发症发生和发展的重要指数

若糖化血红蛋白 > 9% 提示患者存在持续高血糖的情况，发生糖尿病肾病、动脉硬化、视网膜病变等并发症的可能性大大增加，同时也是心肌梗死、脑卒中死亡的一个高危因素。

3. 糖化血红蛋白有助于指导血糖控制及调整方案

糖化血红蛋白反映的是一段时间的血糖平均水平，如既往定期测的糖化血红蛋白为 6% ~ 7%，但此次 > 8% 说明以往的治疗方案不能很好的控制血糖，需要重新调整治疗方案。糖化血红蛋白 < 7.3% 时，餐后血糖对糖化血红蛋白的水平影响较大；当在 7.3% ~ 8.4% 时，空腹和餐后血糖对糖化血红蛋白的影响差不多；当 > 8.5% 时，空腹血糖所扮演的角色更重要。因此，对于糖化血红蛋白 < 7.3% 的患者，应该更加注意饮食控制，从而更好地控制餐后血糖；而糖化血红蛋白中度升高，在 7.3% ~ 8.5% 者，需要兼顾空腹血糖和餐后血糖，此时，在严格的饮食控制基础上，可考虑联合使用侧重于降低空腹血糖和侧重于降低餐后血糖的中效降糖药物；糖化血红蛋白水平很高者（ > 8.5% ），在兼顾全天血糖平稳控制的同时，需要更加侧重控制空腹血糖水平，此类患者可以考虑使用强效且作用时间长的降糖药物，如磺脲类药物等，或者选择使用胰岛素治疗。

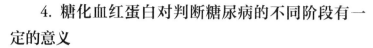

4. 糖化血红蛋白对判断糖尿病的不同阶段有一定的意义

糖耐量正常者平均糖化血红蛋白为 5.6%，单独空腹血糖升高患者其平均值为 6.2%，单独糖耐量异常患者为 5.9%，既有糖耐量异常又有空腹血糖升高的患者为 6.2%，新筛查出的糖尿病患者糖化血红蛋白为 8%。因此糖化血红蛋白水平可代表糖尿病前期不同阶段和糖尿病患者的情况。

糖化白蛋白和糖化血红蛋白孰优孰劣？

葡萄糖还可以跟血清中的白蛋白结合形成糖化人血白蛋白（GA），它能反映测定前 2～3 周血糖的平均水平，对于评价糖尿病患者近期血糖控制情况及反映短期内血糖水平的变化具有较高的临床价值，是目前临床上用来判断短期血糖控制的指标。

GA 和糖化血红蛋白均能体现近期的血糖变化水平，而 GA 所能反映的血糖变化时间更近，因此认为 GA 能在血糖变化最显著时更确切和及时地反映血糖水平，尤其适用于血糖波动较大的新诊断患者降糖治疗时的疗效观察。GA 对短期内的变化敏感，所以 GA 更适合作为评价糖尿病患者住院期间降糖疗效的重要指标。对于无症状性或夜间低血糖发生的患者，尤其是反应迟钝的老年患者，结合快速血糖数值，有助于推测近期是否频发低血糖。如患者空腹血糖或日间某时段血糖数值明显增高，而 GA 检测值增高并不明显或与快速血糖数值增高程度不符，则可推测患者近期可能有低血糖发生或血糖波动较大而导致平均血糖水平偏低，因此，治疗时应注意不要盲目增加降糖药物用量，避免加重低血糖症状。

那些年，C 肽与胰岛素的"爱恨情仇"

C 肽和胰岛素是同时从其前身——胰岛素原裂解而来，它们的数量是相同的，但 C 肽没有胰岛素所具有的降糖作用。测定 C 肽也可评估胰岛 β 细胞分泌胰岛素的能力。对于那些已经用外源胰岛素治疗的患者，做 C 肽测定可以避免外源胰岛素的干扰。正常人空腹血浆 C 肽水平为 0.32 ± 0.14nmol/L 或 1.0 ± 0.23ng/ml。正常人做葡萄糖耐量试验或馒头餐试验时，C 肽在 120 分钟出现高峰，比基础值（空腹值）升高 3 ~ 6 倍；1 型糖尿病时 C 肽减少或测不出，2 型糖尿病时 C 肽可在正常范围或偏低。C 肽释放曲线同胰岛素释放试验曲线，判断结果时一定要同时参照血糖值。但是，C 肽是从肾脏清除的，在解释化验结果时，我们要注意患者是否存在严重肾功能不全的情况。

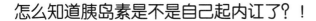

怎么知道胰岛素是不是自己起内讧了？！

由于存在异常的免疫反应（自身免疫），也就是我们通俗讲的"内讧"，1 型糖尿病患者的血清中可以检测到一些自身抗体。临床应用的自身抗体主要有胰岛细胞抗体（ICA）、胰岛细胞抗原 2 抗体（IA-2A）、谷氨酸脱羧酶抗体（GADA）、胰岛素自身抗体（IAA）。

ICA 对胰岛 β 细胞有破坏作用，新诊断的 1 型糖尿病患者中 ICA 阳性者占 70%～80%，随着病程的延长，阳性率逐渐降低。90% 的 1 型糖尿病患者可见GADA 阳性，持续时间长，故 GADA 是诊断 1 型糖尿病有价值的指标。1 型糖尿病患者中 IAA 的阳性率为50%～70%，但在接受外源胰岛素（尤其动物胰岛素）治疗的患者中也可出现阳性。三种抗体检测结果均为阳性者，基本上可确诊为 1 型糖尿病。有一种 1 型糖尿病患者，他们的临床表现与 2 型糖尿病类似，但发病年龄早，起病缓慢，无肥胖，口服降血糖药物效果差或早期有效但逐渐失效，尿中经常可以检出酮体，自身抗体检测为阳性，这类患者被称为缓慢进展的 1 型糖尿病，也需要用胰岛素治疗。因此自身抗体的检测（尤其是多种抗体的检测）对糖尿病的诊断非常重要。另外，大约 10% 的 2 型糖尿病患者也可出现自身抗体阳性，故分型时应同时参照其他的临床表现。

我不能天天上医院监测血糖啊，怎么办呢？

血糖的随时监测对糖尿病患者非常重要，可他们又不可能天天去医院监测血糖，所以选购一款适合自己的血糖仪则成了糖尿病患者的首要任务。关于血糖仪的选购问题，确实需要慎重。目前市场上常见的血糖仪按照测糖技术可以分为电化学法测试和光反射技术测试两大类。前者是酶与葡萄糖反应产生的电子再运用电流计数设备，读取电子的数量，再转化成葡萄糖浓度读数。后者是通过酶与葡萄糖的反应产生的中间物（带颜色物质），运用检测器检测试纸反射面的反射光的强度，将这些反射光的强度，转化成葡萄糖浓度，准确度更高。在选购血糖仪时应注意以下4大要素：

（1）准确度：应尽量与同时静脉抽血的测试值相近，不可相差悬殊，否则可能出现延误病情的悲剧。

（2）售后服务：应了解血糖仪的售后服务工作，试纸的供货情况是否到位，防止出现"有炊无米"的情况。

（3）机器运行情况：比如采血针使用是否便利，需血量的多少，机器读数的时间，显示屏的大小与清晰度，电池的更换方便与否，机器大小如何、是否美观等。

（4）价格：在血糖仪选购中价格不是最重要的，

关键是质量，但由于机器需要长期使用，试纸和采血针也要持续购买，所以对很多家庭也是一笔额外负担，需要综合衡量。当然，最简单的方法就是去问问您信赖的医生了。

第四章

糖尿病饮食、运动篇

糖尿病患者不能吃什么?

我们常听说糖尿病不能吃甜点,不能吃水果,事实是不是真的如此,今天就让我们一起来盘点下关于糖尿病患者的饮食禁忌。

(1)忌高糖食物。不能吃那些容易导致血糖上升的食物。例如白糖、红糖、冰糖、葡萄糖、麦芽糖、蜂蜜、巧克力、奶糖、水果糖、蜜饯、水果罐头、汽水、果汁、甜饮料、果酱、冰激淋、甜饼干、蛋糕、甜面包及糖制糕点,以及各种中西式的甜点,这些都不应该吃。

(2)忌富含淀粉食物。富含淀粉的食品主要有番薯、土豆、芋头、玉米、菱角,以及烧饼、烧卖、萝卜糕等;特别注意的是各种年节食品,如粽子、月饼、年糕等更是糖尿病患者特别需要严格限制的。过年的时候,美食琳琅满目,部分糖尿病患者管不住嘴,抱着"吃一点关系不大"的心态,大胆吃了年糕等食物,结果血糖飙升,后悔莫及。

有人说淀粉不是糖，怎么会升血糖呢？这是因为富含淀粉的食品进入人体以后，主要分解为碳水化合物，它虽是机体热量的主要来源，但因其可直接转化为糖，因此必须限量。否则，对于糖尿病患者来说，肆无忌惮地进食淀粉，病情将无法控制。

（3）忌太咸的食物。太咸的食物就是高钠饮食，高钠饮食可增加血容量，诱发高血压，增加心脏负担，引起动脉粥样硬化，加重糖尿病并发症。所以，糖尿病患者应以低钠饮食为宜，每日食盐量控制在3g以内。

（4）忌辛辣食物。从中医来看，很多糖尿病患者属于阴虚体质，体内本身就有火，而辛辣食品如辣椒、生姜、芥末、胡椒等性质温热，吃下去就相当于火上浇油，故糖尿病患者应忌食这类食物。

（5）少吃太甜、太油的食物。肥胖是控制糖尿病的敌人，且糖尿病患者罹患心血管疾病的可能性比一般人高，因此控制油脂的摄取量非常重要。除了少吃油炸、油煎、油酥及高油脂类的食品，譬如肥肉、猪皮、松子、核桃、花生等；同时要节制肉类食物、减少动物性脂肪的摄取量，并且改用植物油来烹调食物。此外一些胆固醇含量高的食物，如动物内脏、蛋黄、海鲜类等，也要少吃。至于烹调上，应尽量采用清淡少油的方式，如炖、清蒸、水煮、凉拌等。

糖尿病患者合理的饮食是怎么样的？

糖尿病患者的合理饮食，总的来说，可以归纳成一个口诀"一天四个一、两个二"。就是一天一个水果，一斤菜，一个鸡蛋，一袋奶，二两肉，两勺油。

一个水果，重量在四两到半斤，形象一点说就像网球那么大；一天一斤菜，绿叶类的蔬菜、瓜类的蔬菜都可以，一斤指的是生重，而不是做熟以后的重量。至于水果的选择，在下面篇章中会跟大家介绍。

一个鸡蛋，也许会有老年人担心吃鸡蛋黄会让自己的胆固醇过高，其实，国际心脏病的学术组织和高血压学会都推荐，一周吃 4 个以内的鸡蛋是安全的。

关于牛奶的摄入量，如果比较胖，可以喝低脂奶；如果比较瘦，血脂也不高，喝普通的奶或者全脂奶就可以了；如果骨质疏松，还想多补钙，一天喝 2 袋也是安全的，老年人每天喝奶 500ml 左右是安全的。

吃肉也需根据体形进行调整：偏胖就少吃一点，偏瘦就可以吃到二两，甚至三两。

两勺油，指的是用喝汤的小瓷勺，舀一勺是 10g 左右。无论一天炒几个菜，总共就用这两勺油。两勺油对糖尿病患者来说，基本上营养不缺又不会太多。

口诀看起来虽简单，但其实按照口诀的要求，糖尿病患者每天要吃 20 种以上的食物，这 20 种食物还不能都是同一种类的食物，而是要多样化。粮食类、蔬菜水果类、肉蛋奶豆类、油脂类，每天四大类的食物都要吃，总数不少于 20 种，这样才有益于疾病治疗。另外，我们每天的摄入量也不能超过所需量（一般来说，我们大多数人推荐摄入量都在 5 866～9 800kJ（1 400～2 000kcal），不然也是不利于健康的。

糖尿病的饮食并不是枯燥无味的，糖尿病的饭也可以做得有"艺术"，比如刻个小萝卜花搭配一下，或者今天做个汤面，白白的，配合一个小黑面馒头，再做一个胡萝卜……总之，总量控制，结构调整，吃得健康，吃得高兴！

糖尿病患者应该少吃主食、多食肉、多吃植物油，对吗？

很多人认为主食如米饭会转变为"糖"，"肉"不会变成"糖"，植物油不会增加总热量，因此要少吃主食、多食肉和植物油。其实这种说法是错误的。

肉类，主要含蛋白质，蛋白质在体内能转变为糖，所以吃太多肉会也会导致血糖升高。但是，处于生长发育阶段的儿童以及妊娠、哺乳期女性等应适当增加蛋白质、肉类的摄入量。

主食，主要含碳水化合物，确实会有升糖作用。但是主食作为人体活动的首要供能物质，要保证一定的摄入量，对于不劳动者，每天摄入 200～250g；对于轻体力劳动患者，每天摄入 250～300g；对于中等体力劳动患者，每天摄入 300～350g；对于重体力劳动患者，每天摄入 300～350g。有部分糖尿病患者一味强迫自己限制主食，每天摄入极少甚至不吃，导致能量不足，会引起疲乏、无力，甚至还会引起酮症。如果仅控制了主食量，而对油脂、零食、肉、蛋类食物不加控制，使每日总热量超标，且脂肪摄入过多，则易引发高脂血症及心血管疾病。

植物油含有较多不饱和脂肪酸（俗称"好"的脂肪），比动物油要好，但若不加限制地吃，同样会带来不良后果。因为无论动物油还是植物油都是脂肪，而脂肪是高热量食物，如果不加控制，每日摄入总热量就会增加，导致体重增加而影响血糖控制。

因此，"糖尿病患者应该少吃主食、多食肉和植物油"这种说法是错误的。

健康生活一点通

经常食用猪肉或牛肉的男性将比其他男性患糖尿病的风险多出 1.4 倍。主要原因可能在于，经常食用肉类，尤其是红肉的男性将导致血液中铁的含量大幅度增加，这将抑制可降低血糖水平的胰岛素的产生。

糖尿病患者能喝粥吗？

喝粥会导致血糖升得快。大米粥、小米粥、细棒子面粥等，熬的时间越长，食物越软越烂，越容易消化吸收，导致血糖一下升得较高，未到下一餐进餐时间又容易出现饥饿或者低血糖。很多人喝粥时还习惯搭配包子、馒头，同样都是碳水化合物，血糖自然就高了。所以一般不建议糖尿病患者喝粥。

那得了糖尿病是不是完全不能喝粥呢？当然不是，在喝粥的时候，建议糖尿病患者配以富含膳食纤维的食物，如凉拌蔬菜、魔芋粉、菇类等。这些食物在肠胃中形成的食糜能够有效地延缓糖的吸收，使糖尿病患者餐后的血糖不至于快速升高。

糖尿病患者吃粗粮代替米、面可以吗？

粗粮是相对我们平时吃的精米、白面等细粮而言的，主要指谷类中的玉米、红薯、紫米、高粱、燕麦、荞麦、麦麸以及各种干豆类，如黄豆、青豆、赤豆、绿豆等。粗粮含有丰富的膳食纤维，具有降低血脂、血糖、通大便等功效，对身体有益。

但是粗粮相对比较难吸收，如果吃太多粗粮，可能增加胃肠负担而影响营养吸收，长期下去会造成营养不良，对身体不利。所以，即使是对身体有各种好处的食物也应该适度摄入，一味大量食用势必对身体造成不良后果。

特别是像红薯这一类的粗粮，升糖指数高，更加需要注意控制好摄入量。在控制总热量前提下 [推荐每日 5 866~9 800kJ（1 400~2 000kcal）]，尽可能做到谷类、肉、蛋、奶、蔬菜及水果种类齐全，以便获得均衡营养。建议搭配吃升糖指数低的蔬菜如黄瓜、西红柿、青菜、芹菜等。水果如柚子、猕猴桃、草莓、青苹果。蛋白选择优质蛋白如瘦肉、牛奶、鱼类等。

专家指出，饮食中以 6 分粗粮、4 分细粮最为适宜。从营养学上来讲，玉米、小米、大豆单独食用不如将它们按 1：1：2 的比例混合食用营养价值更高，因为这样可以使蛋白质起到互补作用。

糖尿病患者能不能吸烟、喝酒？

糖尿病患者不能吸烟，可以适度喝酒，但不能过量或空腹饮酒。

（1）吸烟易对血管造成损伤，血液黏稠度增加，也就是血液变得黏稠了，那么血液就容易停滞在血管，导致各种疾病的发生，例如微血管和大血管血栓，视网膜病变、视力下降，糖尿病肾病，糖尿病足等疾病。

（2）不宜大量或者空腹饮酒。因为：①酒中所含的酒精不含其他营养素，只提供热能，每克酒精产热量约 29.3kJ，可能导致体重增加，而肥胖可合并许多代谢紊乱，包括糖耐量减低、胰岛素反应不敏感（胰岛素抵抗）、高胰岛素血症及动脉粥样硬化等，这些代谢紊乱常可加重糖尿病。②长期大量饮酒不但对肝脏不利，而且易引起血脂升高、动脉硬化，引起脂肪肝甚至肝硬化或增加心脑血管疾病发生的风险。③醉酒往往能掩盖低血糖的表现，非常危险。④少数服磺脲类降糖药的患者，饮酒后易出现心慌、气短、面颊红燥等反应。⑤使用胰岛素的患者空腹饮酒易引起低血糖。⑥白酒中的有毒成分如甲醇，可直接损害末梢神经，加重糖尿病周围神经的损害。

糖尿病患者如何做到适度喝酒呢？需要做到以下几个方面，①根据自身条件喝酒：第一，血糖必须控制良好，在 7.8mmol/L 以下；第二，体重正常；第三，无糖尿病以外的其他重要的慢性疾病；第四，无糖尿病并发症；第五，肝功能正常；第六，未服用口服降糖药或注射胰岛素。②控制酒精饮入总量：女性一天饮酒的酒精量不超过 15g，男性不超过 25g（15g 酒精大致相当 30 度白酒 60ml，葡萄酒 150ml，啤酒 350ml，威士忌酒 70ml）。此时为最大的允许量，饮时减半为好，并且应放慢饮酒速度。③

绝不在空腹时饮酒，在参加宴席前应先进食些富含碳水化合物的食物，并且注意席间边进餐边饮酒。④监测血糖：饮酒后一定要监测血糖，尤其是注意低血糖的发生，并采取一些预防措施。⑤控制饮酒次数，原则上每周在 2 次以下，且不可超过饮酒量上限。

糖尿病患者需要少食多餐吗?

糖尿病患者少食多餐是正确的，有利于控制血糖。

如果我们把体内的胰岛素比作机体内安保系统的"警察"，而超出正常血糖范围的葡萄糖就是入侵机体的"小偷"。正常人体内的"警察"不但数目多，而且个个身强力壮，不管一次性进来多少"小偷"都能"一网打尽"。

而糖尿病患者体内的"警察"不但数目少，而且都有点"病恹恹"（也就是所谓的胰岛素抵抗），当一次性入侵的"小偷"少时，也能将这些"小偷"都消灭掉。但如果一次性入侵的"小偷"比"警察"多，"警察"力不能胜，入侵的"小偷"就幸存下来，一次性入侵的"小偷"越多，幸存下来的"小偷"就越多。这些"小偷"不但能幸存下来，甚至想打垮"警察"，随着"小偷"幸存留下的越多，"警察"的力量就越薄弱，最后安保防御系统彻底崩溃。

因此，糖尿病患者少食多餐，可以使得一次性入侵的"小偷"少一些，"警察"力量强一些，可更好地控制血糖。

无糖糕点是不是可以任意吃？

有的糖尿病患者认为无糖糕点反正是无糖的，吃了也不会对血糖有影响，所以可以放心吃！很显然这种看法是错误的！虽然无糖糕点不含蔗糖，但糕点、饼干都是淀粉做的，属于碳水化合物，同样会产生热量，导致血糖升高，故不能随便多吃。早餐若吃了无糖糕点、饼干，就要减少馒头、包子等其他碳水化合物的摄入量。

糖尿病患者能吃鸡蛋吗？

有的糖尿病患者认为吃了鸡蛋后血糖会飙升，所以谈"蛋"色变。但鸡蛋营养丰富，主要含胆固醇和蛋白质，其具有的营养成分是人体所必需的，是一种优质的食物，只要控制好摄入量，是可以健康地吃鸡蛋的。

糖尿病患者若无胆固醇增高，每天吃一个鸡蛋是可以的；若胆固醇高，每周可吃 3～4 个鸡蛋，不要一次性吃很多个，要隔天吃1个，而蛋黄营养价值远远高于蛋清，可不必弃掉蛋黄。建议以水煮蛋、蒸蛋羹为主，少吃煎、炸鸡蛋。

糖尿病患者如何选择奶制品？

（1）糖尿病患者一般可以选用纯牛奶，至于全脂奶、低脂奶还是脱脂奶好，可根据个人血脂水平来选择。如果喝牛奶后出现腹胀、腹泻等症状，那么这部分的糖尿病患者则不适宜喝牛奶。

（2）酸奶虽然含有较多益生菌，可调节肠道菌群，对便秘者也有好处，但一般酸奶是由牛奶加糖经乳酸菌发酵而成，其升糖指数与白糖相近，因此糖尿病患者不建议喝酸奶，但可选择不加糖的酸奶。

（3）牛奶饮料、乳酸饮料含有较多的糖分，一般也不建议饮用。

（4）若牛奶不耐受，又不能制作无糖酸奶，血尿酸不高的糖尿病患者，可选择喝豆浆。

（5）奶酪营养丰富，但它是将牛奶发酵、去除部分水分，凝固而成，热量较高，故不建议糖尿病患者食用。

（6）奶油和黄油脂肪含量和热量均较高，不推荐糖尿病和心血管疾病患者食用。

糖尿病患者如何选择水果?

很多糖尿病患者不敢吃水果,因为很多水果吃起来很甜,其主要成分是糖,包括葡萄糖、果糖和蔗糖等,会使血糖升高。但糖尿病患者们只要注意以下几点,还是能安全健康地吃水果的。

(1)欲吃水果,您的血糖浓度应达到以下标准:空腹血糖控制在 140mg/dl(7.8mmol/L)以下,餐后 2 小时血糖控制在 180mg/dl(10mmol/L)以下,糖化血红蛋白控制在 7.5% 以下,没有经常出现高血糖或低血糖。否则请先用黄瓜、西红柿等代替水果吧。

(2)吃水果的时间:水果一般作为加餐食用,也就是在两次正餐中间(如上午 10 点或下午 3 点)或睡前一小时吃,这可以避免一次性摄入过多的碳水化合物而使胰腺负担过重。一般不提倡在餐前或餐后立即吃水果。

(3)吃水果的数量:每天可吃一个水果,重量在四两到半斤,形象一点说就像网球那么大。

(4)水果的选择:各种水果的碳水化合物含量为 6% ~ 20%。应选择含糖量相对较低及升高血糖速度较慢的水果。不同的糖尿病患者对水果糖分的敏感度可能有一定的差异,可根据自身的实践经验作出选择。下面简要介绍一下推荐糖尿病患者们食用的水果。

柚子中有类似胰岛素降糖作用的成分，能调节血糖，还具有减重作用。对于有高脂血症、心血管病的糖尿病患者来说很适宜。

火龙果具有高纤维、低糖分、低热量的特性，适合糖尿病、高血压、高胆固醇、高尿酸患者。

无花果虽然很甜，但是它属于高纤维果品，含有丰富的酸类及酶类，对糖尿病患者很有益，对消除疲劳、提高人体免疫力、恢复体能有显著功效。

苹果所含的果胶，能预防胆固醇增高，苹果中的膳食纤维，可调节机体血糖水平，预防血糖骤升骤降，所以适量食用苹果，对防治糖尿病有一定的作用。

木瓜含有蛋白分解酶，有助于分解蛋白质和淀粉，降低血糖。此外，木瓜还含有独特的番木瓜碱，有助于糖尿病患者增强体质。

西瓜不含脂肪和胆固醇，水分多，热量低，适合糖尿病患者食用，但一定要控制好量，每天不宜超过50g。

橄榄含有大量水分及多种营养物质，有生津止渴之效，糖尿病患者烦渴多饮者，可以用来泡茶。

菠萝的升糖指数为中等，能改善餐后血糖水平，减少糖尿病患者对胰岛素和药物的依赖性，并可增加饱腹感。

猕猴桃的糖和脂肪含量较低，又是高纤维食物，其中丰富的糖醇类物质肌醇能调节糖代谢，从而降低血糖，对防治糖尿病及其并发症有较好的效果。

糖尿病患者吃苦瓜、南瓜能降糖吗？

关于"吃某种食物"可以治愈"某种病"的谣言层出不穷，就像说吃苦瓜、南瓜能降糖，这种说法对不对，我们来分析一下。

评价一种食物是否适合糖尿病患者，最常用的指标是升糖指数（GI）。苦瓜是典型的低GI食物，GI值仅为24，与樱桃（22）、黄瓜（23）、木瓜（30）等接近，远低于胡萝卜（71）、南瓜（75）等食物，也就是，苦瓜对血糖影响甚微。

简单来讲：苦瓜中水分多、碳水化合物少，升糖指数低，还含有人体所必需的膳食纤维、多种维生素和微量元素，是糖尿病患者的理想食物。

然而，这也是许多蔬菜的共性，苦瓜在这些方面并不比丝瓜、冬瓜、黄瓜、木瓜等瓜类出色。而南瓜的升糖指数比苦瓜高，也就是吃了南瓜后，血糖升得比苦瓜多。所以吃南瓜，不但不能降低血糖，反而具有升糖作用，只不过其升糖作用较缓和、平稳。对糖尿病患者来说，每日摄入不超过200g南瓜是完全可以的。但是，不加限制地大量进食苦瓜、南瓜，或光靠吃苦瓜、南瓜而自作主张停用正规降糖药物都是不可取的。

糖尿病肾病患者饮食应注意些什么?

首先，糖尿病肾病患者应该跟一般糖尿病患者一样，应该采取低盐、低脂、糖尿病饮食。而糖尿病肾病患者有其特点，还应注意以下几点。

（1）控制植物蛋白的摄入量。糖尿病患者由于要控制碳水化合物的摄入，常会以植物蛋白作为补充营养。植物蛋白中含有大量嘌呤碱，过多摄入，会加重肾脏负担，故应限制黄豆、绿豆、豆浆等高蛋白食品的食用，可代之以鱼、虾、海参及瘦肉等动物蛋白。

（2）限制脂肪。当肾病出现时，应限制脂肪的摄入量，因为脂肪可致肾脏动脉硬化加剧，加重病情。可选用植物油代替动物脂肪，当然，也要注意每日植物油摄入量应控制在70g以下。

（3）限制高嘌呤的食物。芹菜、菠菜、花生、沙丁鱼及动物内脏等都含有大量的嘌呤，会加重肾脏的负担，应该严格限食。瘦肉中也含有嘌呤，在食用时可先将肉在水中煮一下，弃汤食用。

（4）若糖尿病患者出现浮肿和高血压，应少吃盐，忌食蛋。限制食盐用量，一般日摄盐量以 2 ~ 4g 为宜。而鸡蛋富含蛋白质，蛋白质在代谢过程中会产生较多的尿酸，尿酸的终产物会积蓄体内而加重肾脏负担。

（5）若糖尿病患者出现尿蛋白，而血肌酐未升高的情况，则需要适当减少蛋白质入量，建议每日蛋白质摄入总量在 0.8g/kg 体重。

（6）若糖尿病患者出现尿蛋白、血肌酐都升高的情况，此时一般血尿酸也升高，应在糖尿病患者一般饮食要求基础上，限制每日蛋白质摄入量在 0.6g/kg 体重，还需要少食含嘌呤高的食物，如老火汤、海鲜、酒（尤其是啤酒）、豆制品、动物内脏及肉类等以降低血尿酸。

（7）糖尿病肾病到了肾衰竭期患者，若未进行血透，除了以上提到的饮食禁忌外，还应少吃含钾高的食物，如香蕉、橙子、草莓、豆制品、含钾高的无钠食盐及无盐酱油、罐头、大枣、咖啡、木耳、菇类；青菜焯过再吃能减少钾含量。此外，少吃含磷高的食物，如老火汤、坚果类、肉类、罐头；可适当多食含钙高食物，如虾皮、海带、排骨、芝麻酱、牛奶。

糖尿病患者"月子"里怎样合理饮食呢?

女性糖尿病患者产后的饮食管理对糖尿病的控制至关重要。但由于此时产妇不仅自己需要营养,而且还要为宝宝的生长发育提供营养。这一阶段,可以适当提高总热量的摄入,但应让体重指数控制在理想范围内。因此,如何均衡饮食以保证有效控制血糖,是产后糖尿病患者饮食管理的关键。具体的原则如下:

(1)安排好饮食和餐次:将计算好的热量及营养成分转化为食谱,坚持少食多餐,定时、定量进食,至少保证三餐,早、中、晚餐能量按25%、40%、35%的比例分配,或三餐热量分布大概为1/5、2/5、2/5。对于产后血糖高者宜一日4~5餐。此外,为了减少低血糖发生,哺乳期的母亲应定时、定量进食碳水化合物,在喂乳之前适量进食,有助于预防低血糖的发生。肥胖者、使用胰岛素者酌情加餐不加量。

(2)保证奶水充足:为保证奶水的充足,"糖妈妈"别忘记多补水,补水不只是单纯的喝白开水,可以适当多喝一些鱼汤、牛奶、蔬菜汤等,既补充了水分,又保证了营养和优质蛋白质的摄入。当然,传统的花生猪蹄汤、莲藕排骨汤等也可适量吃,最重要的就是,在保证整体食物均衡的前提下,总热量不超标。

（3）保证食物多样化与烹饪方法多样性：拌、蒸、炖、氽、溜、扒、卤。可偶尔用的烹调方法：滑溜、爆炒、红烧（无糖）。尽量不用的烹调方法或偶尔品尝少量的：煎、炸、干烧。

（4）食物的选择：可基本随意选择的食物：含糖在 30% 以下的绿叶蔬菜、瓜茄类、不含脂肪的汤、茶、饮用水。

可适量选用的食物：米饭、馒头、面包、玉米、燕麦、荞麦等粮谷类；绿豆、赤豆、黑豆、蚕豆、黄豆等豆类及制品；鲜奶、酸奶、奶酪；鱼、虾、瘦肉、禽肉、蛋；鲜果、土豆、山药、南瓜、花生、核桃、瓜子、腰果等；各类油脂、酱油等含盐的调味料。

限制使用的食物：蔗糖、冰糖、麦芽糖、红糖、糖浆、蜂蜜等糖类；各类糖果、糖水罐头、各种蜜饯；汽水、可乐、椰奶等含糖的甜饮品；黄油、肥肉、春卷、炸薯条、油酥点心等高脂肪及油炸食品；米酒、黄酒、啤酒、果酒及各种白酒等酒类。

运动有哪些好处?

糖尿病患者适度运动好处多多。

首先，运动可以提高胰岛素敏感性，使细胞对胰岛素的利用增强，从而减少降糖药物的应用。

其次，可以减轻体重。长期有规律的运动可加速脂肪分解，减少脂肪堆积。

再次，运动有利于控制血糖，可促进肌肉和组织对葡萄糖的利用。

最后，运动有利于改善机体各系统的生理功能，并且可以增强心肺功能。

哪些糖尿病患者适合运动？哪些糖尿病患者不适合运动？

适合运动的主要有：①稳定的 1 型糖尿病患者。②2 型糖尿病患者，特别是肥胖的 2 型糖尿病患者。③妊娠期糖尿病患者。④糖耐量异常及糖尿病高危人群。

不适合运动的主要有：①病情控制不佳者。血糖很高（ > 16.7mmol/L ）或者血糖波动很明显的患者。这类患者在血糖没有得到很好控制之前不宜参加运动。②近期有明显眼底出血、视网膜剥离及青光眼的患者，应该在病情控制后再参加运动。③有糖尿病肾病，尿中有蛋白、红细胞及管型者，应减小运动量。④血压明显升高（ > 180/110mmHg ）时应暂停运动。⑤有严重的心律失常、心功能不全，轻度活动即发生心绞痛，或者 4 周内有新发心肌梗死的患者，应停止运动。⑥有明显糖尿病神经病变，影响四肢、肌肉的感觉和运动的患者，必须在有效的保护和监测下进行运动。⑦糖尿病足病患者必须进行评估，根据结果进行适量运动，严重者不宜运动。⑧有糖尿病急性并发症的患者不适合运动，包括急性感染、酮症酸中毒、高渗性昏迷等。⑨严重肺气肿、通气/换气障碍、肝肾功能不全的患者不宜运动。⑩新近发生过血栓、经常有脑供血不足的患者不适合运动。⑪妊娠、腹泻、呕吐、不能进食、有低血糖危险以及血糖太高、胰岛素用量太大、病情易波动的患者，应慎用或禁用运动疗法。

糖尿病患者适合什么运动？运动量、运动时间和频次怎么规定？

（1）原则上，糖尿病患者不宜参加激烈的比赛和剧烈的运动。因为剧烈的运动可使体内升糖激素水平升高，从而使血糖升高；同时，过量的运动还可使脂肪分解产生酮体，导致酮症，甚至酮症酸中毒。运动原则是有氧运动、循序渐进、持之以恒、量力而行。

（2）运动项目一般应选择患者感兴趣、简单、易坚持的有氧运动项目，如太极拳、慢跑、快走、骑自行车等。体质较好中青年可以适当选择跳舞、跳绳、乒乓球、羽毛球、游泳等中、高强度运动。老年糖尿病患者可做些力所能及的轻度运动，如打太极拳、做广播操、散步等，走路是最适宜老年人的有氧运动。一般年龄较大者不建议爬楼梯、爬山，尤其是肥胖患者，因爬山、爬楼梯会对膝盖造成损伤。

（3）运动量是否合适，应根据患者运动时、运动后的反应作为标准。一般运动时心率达到170减去年龄能获得较好运动效果并能确保安全（比如年龄60，则运动时心率达110次/min比较适宜）。运动后以浑身发热、出汗但不大汗淋漓、心率在运动后十分钟内恢复至安静时心率为宜。但有心脏病、呼吸系统疾病者不适宜以上的标准，此类患者要量力而行，以运动时、运动后不出现心慌、心绞痛、呼吸困难、全身不适为宜。

（4）运动时间可自10分钟开始，逐步延长。每日运动时间在30～60分钟为宜。最好每日都能坚持，或者连续3天进行运动，连续不运动天数小于2天，至少每周运动5次。

（5）运动时间要在30分钟以上才能达到运动效果。体力较差的人可以交替运动，运动一会儿歇一会儿，运动的累计时间应达到30分钟。

健康生活一点通

持之以恒的运动是降糖的必修课。不要为自己找理由，赖在家里不运动。运动要根据自己身体的现状，每次 30～60 分钟。运动后，以不感到太疲劳为度。但即使身体再好也不宜做剧烈运动。不进行运动，再好的药也保证不了你血糖正常！

糖尿病患者进行运动应注意哪些问题？

1. 运动前

（1）全面体检，检查血糖、糖化血红蛋白、血压、心电图、眼底、肾功能、心功能及神经系统。如果年龄大于 40 岁，最好做运动激发试验后的心电图，以判断心功能是否适合运动。

（2）与医生共同讨论目前的身体状况是否适合运动，确定运动量，选择运动方式。

（3）选择合脚的运动鞋和袜，要注意鞋的密封性和透气性，既不能进入沙石之类的东西，又要保持通气。

（4）运动场地选择，地面要平整。若在马路上进行运动，要注意安全，避免车流拥挤。不要在恶劣天气条件下运动，如酷暑天或凛冽的寒风中。早晨锻炼要避开雾天。

2. 运动时

（1）运动前先做 15 分钟热身运动，避免运动拉伤肌肉。

（2）运动过程中注意心率变化，以及有无全身发热、出汗等感觉，以便了解运动量是否已经达到标准。同时，注意有无乏力、头晕、心慌、胸闷以及腿痛等不适感，一旦发生，应立即停止运动。此外，有氧运动过程中要注意饮水，以补充氧的消耗。

（3）运动结束时，最好做 10 分钟左右的恢复整理活动，不要突然停止运动。

3. 其他

（1）监测血糖：因为运动使血糖降低，有可能出现低血糖，因此保证血糖相对稳定非常重要，有条件最好在运动前、后各测一次血糖。

（2）随身携带糖果：如水果糖或糖尿病专用葡萄糖，当血糖较低时及时服下，避免低血糖发生。

（3）随身携带糖尿病卡，卡片上包括您的姓名、年龄、住址、电话，注明您是糖尿病患者，如果出现意外，别人怎样帮助您等等。

（4）每天检查双脚，尤其是运动后要仔细检查，发现红肿、青紫、水疱和感染等，要及时处理。

（5）运动中感觉不舒服时，立即停止运动，原地休息，尽可能快的到附近医院就诊。

干家务活能代替运动吗?

家务劳动是生活的必需，常常需要耗费大量的体力。那么整天做家务是不是可以代替运动呢？答案是"不能"。

因为家务劳动虽然也有益于健康，但家务劳动常常以局部运动为主，不能代替全身运动，并且家务活通常运动量不够。可以选择有一定运动量的家务，如拖地、清洁等。而且运动锻炼也有一个做家务所不能代替的好处，那就是运动锻炼更能产生快乐。因为家务劳动是单一的、重复的且有时是无聊的，而运动则是趣味性更强，有游泳、跑步、球类等各种形式，人们乐于参与其中，而且体育运动能够使身体产生一种肽效应，让人们产生愉悦感和参与感，产生积极的心态，以形成锻炼促进健康的良性循环。

为什么血糖不稳时不能蒸桑拿?

蒸桑拿确实对身体有一定的好处，人们在蒸桑拿浴时，身体处于湿热空气的蒸腾中，可起到活血通络的效果，但对于血糖不稳定的糖尿病患者来说，蒸桑拿的这些好处反倒变成了危险。

因为桑拿房里温度高，导致血管舒张，容易出汗，甚至可能造成脱水，引起糖尿病患者的血糖变化。而对于注射了胰岛素的糖尿病患者来说，则会使胰岛素吸收加快，出现低血糖反应。另外，蒸桑拿的浴室通风不好，浴室内的二氧化碳浓度增加，比一般居室要高出 2 ~ 5 倍。在过浓的二氧化碳环境中，一般人不会受到太大伤害，但糖尿病患者却容易出现一些不适反应，如浴后头痛、恶心、心慌等，就是我们常说的"晕浴"。

需要注意的是，即使血糖控制较好，可以适当蒸桑拿，也不宜时间过长，并注意多补充水分，稍感不适，就应立即从桑拿房中出来。

糖尿病患者外出应该携带什么东西？

糖尿病患者外出活动应做到五个携带。

（1）随身携带一张自制的糖尿病卡。卡中写明自己姓名、住址、住宅电话。所患糖尿病类型、正在使用的降糖药名称，以便发生紧急情况时，帮助医生及时正确诊断和治疗。

（2）远离城镇时应携带矿泉水或饮水杯，口渴要及时饮水，以防高渗性昏迷的发生。

（3）衣袋内常备几块水果糖，当不能按时吃饭时，或过度运动后出现头晕、手颤、出冷汗、四肢发软、心跳加快等低血糖反应时，可及时食用。

（4）出差前一定携带您平常使用的自测血糖或尿

糖的试纸和仪器，决不能想当然地判断自己的血糖，比如不能因为感觉自己精神好就认为血糖正常，必须用测糖仪器或试纸测血糖。

（5）凡使用降糖药治疗的患者，应随身携带正在使用的药物，不能误认为出差时间短就随意中止治疗。每天需要多次注射胰岛素的患者，改用胰岛素泵是一种安全理想的选择，它不仅能消除焦虑，也能使外出生活更自由！

第五章

糖尿病用药篇

第一节　口服降糖药篇

当非胰岛素依赖型糖尿病（即2型糖尿病）患者经过饮食控制和适当运动，血糖却仍然控制得不理想，这时医生就应该为患者量身制定口服降糖药物方案，以控制血糖水平。但是值得注意的是，固然口服降糖药物是重要的治疗方法，但是必须要在饮食控制和运动治疗的基础上才能起到较理想的效果。

口服降糖药种类颇多，每种药物都有其适应证，并且患者自身都有其个体性，因此应根据患者的年龄、症状、胰岛功能病程的长短及并发症的情况来选择更为合适的药物治疗。此外，糖尿病患者不要擅自选购、使用药物，一定要及时就医，按照医生给的处方，遵守医生的处方的服用方法，定时定量地服用，以减少或避免不良反应的发生。口服降糖药物均应从小剂量开始，以后根据血糖水平和尿糖情况酌情加重，以免发生低血糖症状。

得了糖尿病一定要吃降糖药吗？

自改革开放以来，我国经济发展迅速，人民物质生活水平显著提高，基本进入全面小康社会，人们的健康观念和就医意识也在不断提高，深圳欧阳夫妇一家就是我国小康家庭的典型例子。他们每年都坚持体检，不料今年欧阳夫妇二人都发现自己得了 2 型糖尿病，在治疗上他们都需要运动和饮食治疗，可是欧阳太太不用吃降糖药，欧阳先生要吃降糖药，他们很疑惑，为什么同样都是 2 型糖尿病，他们一个要吃药，一个却不用吃药呢？他们只好去咨询医生，医生告诉他们说："2 型糖尿病患者是根据血糖的高低来决定是否需要服药。"

他们也查阅相关资料了解到：有人统计 2 型糖尿病患者开始时约有 20% 不需要用降糖药物，单凭饮食和运动疗法就能取得满意的疗效。如果一个 2 型糖尿病患者初发时血糖不到 8.3mmol/L（150mg/dL），餐后 2 小时血糖不到 13.9mmol/L（250mg/dl），就说明患者体内胰岛还是有一定功能的，如果患者此时无糖尿病的急性或慢性并发症，可暂时不用吃药，先好好控制饮食、加强锻炼 1 个月后再查，如果 1 个月后血糖有较为明显的下降，基本达标，就可以再坚持饮食控制，以观后效。如果血糖控制仍不满意，可根据患者具体情况，选择适合的口服降糖药。当然，如果一开始 2 型糖尿病患者血糖就很高，比如空腹血糖高于 8.3mmol/L（150mg/dl），餐后 2 小时血糖高于 13.9mmol（250mg/dl），那就必须及时用药了。如果空腹血糖高于 11.1mmol（200mg/dl），尿中出现酮体，就需要考虑使用胰岛素治疗了。

糖耐量受损的患者需要服用降糖药吗？

欧阳夫妇从诊室出去的时候，一个胖胖的老头进去了，他被医生诊断为"糖耐量受损"，糖耐量受损又是什么呢？糖耐量受损是指血糖水平高于正常，但是尚未达到诊断糖尿病的标准，属于糖尿病前期。

糖耐量受损，并非意味着就患有糖尿病，但此时需要高度警惕，因为糖耐量受损的患者要比正常人更容易发生糖尿病。我们不难推测，糖耐量受损的患者会有三种转变，一是保持不变，二是转变为 2 型糖尿病，三是经过治疗后转变为正常。现相关研究也显示，对糖耐量受损患者进行适当干预可延迟或者预防其转变为 2 型糖尿病。

在治疗上，一般来说，糖耐量受损者主要是进行饮食控制和体育锻炼，不一定要用口服降糖药，特别是磺脲类降糖药。但是近年来国外有研究发现，有些糖耐量受损者也可能发生糖尿病的慢性并发症，主张还是服药以延缓糖尿病的发生。考虑到糖耐量受损者多数有热量摄入过多的饮食史、肥胖的危险因素，所以在降糖药物的选择上，最好是用不易引起低血糖和体重增加的口服药。

健康生活一点通

糖耐量受损者可服用双胍类降糖药，这类药同时还有增强身体对胰岛素的敏感性的作用；此外，也可以用葡萄糖苷酶抑制剂和格列酮类降糖药。当然，如果服药有困难，血糖又不是太高，合理的饮食控制和体育锻炼也可以收到满意的效果。

常用的口服降糖药有哪几种？

我们所说口服降糖药就是指经口服用后有降血糖作用的西药，那么目前口服的降糖药具体包括哪些？常用的口服降糖药主要包括了 2 大类、5 小类。

第一大类是胰岛素促泌剂，就是能够促进胰岛素分泌的口服降糖药。这一大类里包括 2 小类，分别是磺脲类和格列奈类。

第二大类是非胰岛素促泌剂，它们不刺激胰岛素分泌，而是通过其他机制发挥降糖作用。这一大类里包括 3 小类，分别是双胍类，葡萄糖苷酶抑制剂和格列酮三类。

除了上述的 2 大类口服降糖药，近几年还上市了一种新型的口服降糖药：二肽基肽酶 4 抑制剂（DPP-4 抑制剂），通过升高人体内肠促胰素（GLP-1）的浓度及延长其作用时间发挥降糖作用，目前在临床上应用日益广泛，它不仅能够促进胰岛素分泌，而且有不影响体重、低血糖发生率低等好处。

各类口服降糖药有什么特点？

第一大类：胰岛素促泌剂

磺脲类：主要作用是刺激胰岛素释放，使身体产生足够的胰岛素以利于降低血糖，属于中等偏强的降糖药物，所以适用对象应该是血糖比较高，但还有潜在胰岛素分泌能力的 2 型糖尿病患者，此外，本类药物有一定增加体重的作用，所以也更适合较瘦的人服用。这类药物有甲苯磺丁脲（D860）、格列本脲（优降糖）、格列喹酮（糖适平）、格列吡嗪（美吡达、瑞易宁、迪沙）、格列齐特（达美康）、格列美脲（亚莫利）。需注意的是，上述药物中的作用方式和适用对象又略有不同，这也是为什么口服降糖药物需在专科医生的指导下个体化服用。

格列奈类：作用特点与磺脲类稍有差别，适用对象也主要为不胖的、有潜在胰岛素分泌能力但应用磺脲类降糖药效果不佳者。本类药物发挥降糖作用快，作用时间短，主要用于降低餐后血糖。这类药物有瑞格列奈（诺和龙）和那格列奈（唐力）。

第二大类：非胰岛素促泌剂

双胍类：主要作用是促进葡萄糖的利用、减少糖类的吸收、降低食欲，还能在一定程度上增强胰岛素敏感性，降糖作用也属中等，比较适合较肥胖的患者服用。这类药物包括苯乙双胍（降糖灵）和二甲双胍（美迪康、格华止）。

葡萄糖苷酶抑制剂：主要作用是抑制糖类的分解，延缓葡萄糖的吸收，能达到降低餐后血糖的效果，所以特别适用于餐后血糖较高者。这类药物有伏格列波糖（倍欣）和阿卡波糖（拜唐苹、卡博平）。

格列酮类：又被称为胰岛素增敏剂，是因为本类药物可在多个层次增强机体对胰岛素的敏感性，减轻机体胰岛素抵抗。这类药物有罗格列酮（文迪雅、太罗）和吡格列酮（瑞彤）。

为什么不提倡患者不经医生指导在外自购降糖药？

药物都有其作用的特点，可以简单地理解为药物有"正作用（作用特点）"和"副作用（不良反应）"。糖尿病是一种慢性病，很多患者久病成医，觉得自己懂得怎么服药了，但患者们并不是专科医生，并不可能对所有降糖药物的作用机制、适应证、禁忌证等都了如指掌，所以当患者不经医生指导在外自购降糖药物，如果用得不合适时，不仅无法取得良好的疗效，而且可能会导致一些副作用，有些副作用甚至是致命的。如格列本脲，优点是降糖作用强，但正因为作用强，如果血糖本来就不太高的患者过量服用该药，就会引起低血糖症，轻者患者出现心慌、乏力、大汗、饥饿难耐等症状，血糖过低的或老年人还可能出现昏迷，甚至死亡。苯乙双胍（降糖灵）也是如此，肝、肾功能不好或年纪太大的患者服用了过量的本类药物，可能进一步损害肝、肾功能，有时还可能引起致命的不良反应如酸中毒而危及生命。所以，口服降糖药最好在有糖尿病治疗经验的专科医生的指导下使用。值得强调的是，市场上鱼龙混杂，可能存在一些未经正规途径批准的降糖药物，这类药物往往打着纯中药的旗号，宣传降糖效果奇佳，但实际上里面添加了格列本脲或苯乙双胍等这类药物，糖尿病患者盲目购买服用这类药物，亦可能引起严重的副作用。

另外需要注意的是，糖尿病的治疗是一种综合治疗，不只需要药物治疗，还需要进行心理、饮食、运动治疗，同时还需要血糖监测。综合治疗更需要对糖尿病的全面了解，对降糖药物性能的充分掌握等条件，这些对糖尿病患者来说一般都是不具备的，因此，为了患者的生命安全，口服降糖药必须在医生的指导下使用。

口服降糖药物有哪些不良反应？

上述我们了解到口服降糖药物的种类众多，它们的作用特点也不容小觑，但我们都很清楚，世上没有十全十美的事物存在，所以口服降糖药物在对机体起作用的同时，也会存在着一定的不良反应。下面就简要介绍一下各类口服降糖药的不良反应。

第一大类：胰岛素促泌剂

（1）磺脲类降糖药：因为本类药物有中等偏强的降糖作用，故此类药物的不良反应主要为低血糖，其他少见的不良反应有皮肤过敏、白细胞减少等。

（2）格列奈类降糖药：与磺脲类相似，不良反应主要也是低血糖，但由于本类药物发挥降糖作用快，所以低血糖发生率低而且程度轻，其他不良反应罕见。

第二大类：非胰岛素促泌剂

（3）双胍类降糖药：主要不良反应是消化道症状，表现为食欲不振、恶心、呕吐、腹痛、反酸等；其他少见的不良反应有营养不良性贫血及乳酸性酸中毒。

（4）糖苷酶抑制剂：此类药物的不良反应主要是胃肠道反应，如腹胀、排气增多，偶有腹痛、腹泻。

（5）格列酮类降糖药：少数人服用后可导致水钠潴留，引起颜面及下肢水肿，加重心力衰竭。此外，这类药物还可能引起肝功能异常、贫血与红细胞减少。

在降糖药引起的各种不良反应中，最常见的当属低血糖。轻度低血糖会引起心慌、出汗、饥饿感，严重的低血糖会导致昏迷甚至死亡。其次，常见的还有胃肠道反应，其他方面的不良反应发生率相对较低。

健康生活一点通

对于糖尿病患者来说，降糖的同时都会面临低血糖的可能，所以在生活中，应随身携带补糖食物，如糖果、饼干等，以备发生低血糖时急用。

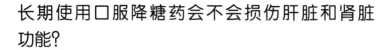

长期使用口服降糖药会不会损伤肝脏和肾脏功能？

　　有的患者看了口服降糖药的说明书后十分紧张，因为说明书上面说了，口服降糖药有影响肝、肾功能的可能。其实这是一种误区，任何一种药物都是要经过肝脏和肾脏的代谢、解毒，最终要经过肾脏排出，用药肯定会增加肝脏和肾脏的负担，所以，完全没有副作用的药物可以说是不存在的，口服降糖药也是如此。但是我们必须认识到，药物的副作用都是相对的，并不是绝对的，用药本身就是权衡利弊，血糖控制不好对肝脏和肾脏及身体其他系统的损害要比药物本身的副作用大得多，只要服药是利大于弊，就应该吃药。另外，肝脏和肾脏的储备功能都很大，只要肝脏和肾脏没有什么大的问题，转氨酶或者肌酐、尿素氮不高，一般降糖药物都可以服用，对肝、肾功能不会造成不可承受的损害性的影响。对糖尿病患者来说，门诊复诊是不可忽略的，所以在服用药物的过程中，除了复测血糖，也必须定期监测肝、肾功能。

哪种口服降糖药是最好的？

　　俗话说，每个硬币都有两面，药物也是如此，每种药物都有它的长处，同时也有它的不足，口服降糖药也不例外。很自然地，医生们经常能遇到糖尿病患者说："给我用最好的药吧，我不在乎钱。"但事实上，药物是没有最好的，只有最合适的，这就好比当我们看到一件漂亮的衣服，结果发现穿在身上并不适合自己的气质，也是白搭。换而言之，各种口服降糖药只有适不适合患者自身，而没有绝对的好坏。各种口服降糖药能够在市场上存在，就说明它一定有某方面的优势，对于一个药物的客观评价，除了疗效好不好，还包括副作用大不大、服用是不是方便、价格是不是合理等。像格列脲类降糖作用强，但它引起低血糖的危险就大；不容易引起低血糖的，降糖作用就较弱或者较短。另外，双胍类药物能够抑制食欲，减少葡萄糖的吸收，这是它的"正作用"，但是如果这种药物所引起的食欲下降过于明显，甚至到了恶心呕吐的地步，这也就成了它的"副作用"。所以，患者不能片面地用价格来衡量一个药物的好坏，应该相信医生会根据患者自身情况开出适合的处方，而不应该奢求一种所谓的绝对的"好药"。

口服降糖药在什么时间服用效果最好？

医生开出了适合患者的降糖处方，患者也拿到了适合自己的口服降糖药，这也还没有完事，因为重要的是患者还得把药吃下去，才能使药物在体内起降糖作用，所以服药是不可忽略的，而选择适当的时间服用使药物发挥最大效果是最重要的一个环节。为了使患者口服降糖药后可以达到理想效果，各种口服降糖药都应以餐前服用为佳，也就是说进餐前在体内提前准备一个药物的环境，使餐后血糖不上升，这当然要比吃完饭血糖上升，然后再服药把它压下来要好。我们可以想象成这是一场"血糖大战"，降糖药物是患者奋勇杀敌的"士兵"，升高的血糖是我们的"敌人"，相对应的餐前口服的降糖药物保证了体内兵源充足，当血糖一升高时，士兵可以马上冲锋杀敌，以求凯旋（血糖稳定）；若餐前没有口服降糖药物，敌众我寡，这时再去请求增援士兵，无法及时遏制敌人队伍的壮大（血糖继续升高），这场战争就不容易打下胜仗了。所以，如果没有什么不良反应，各种口服降糖药都应餐前服用。比如，磺脲类和双胍类降糖药以餐前 10 ~ 30 分钟服用较为合适。葡萄糖苷酶抑制剂也是要求餐前服用的，餐后再吃效果较差，其中阿卡波糖是在吃第一口饭前嚼碎服用效果更好，伏格列波糖则不必嚼碎服用。

但是，服药时间又并不是一成不变的，还需要根据患者情况灵活调整。一些患者口服降糖药后会出现不适，主要表现为胃肠道刺激症状，如胃部不舒，食欲不振，腹泻等。其中，双胍类降糖药胃肠道刺激症状更为明显，可能会出现口中有金属味的情况，还可能引起恶心、呕吐、腹痛等，有些患者甚至因此不能继续服药。如果有这类副作用，双胍类降糖药就可放在餐后再服，餐后服用副作用一般可以减少，疗效虽然可能不及餐前，但总比停药不吃要好。

什么情况下患者不宜使用口服降糖药?

有些患者即使血糖高出标准范围，但有可能是不宜使用口服降糖药物的。决定是否需要服药的因素很多，很多时候还受到人体的个体性及药物的种类影响。不宜使用口服降糖药的情况有很多，有些是绝对不能使用，有些是相对不能用，或者说用时要相当小心。这些情况包括：

（1）1型糖尿病的患者。1型糖尿病的患者不能单用口服降糖药，特别是不能单用磺脲类和格列奈类药物。双胍类、葡萄糖苷酶抑制剂和格列酮类降糖药与胰岛素合用还是有效的。

（2）孕妇。糖尿病孕妇应停用口服降糖药，以免血糖控制不佳，同时可能导致胎儿发育的异常。

（3）肝、肾功能不全者。肝、肾功能不全的患者慎用口服降糖药，因为口服降糖药全部都须肝脏代谢,大多数要经过肾脏排出,肝肾功能不好的患者服用口服降糖药可能会发生药物积累中毒或发生低血糖症,还可能进一步损害肝、肾功能。这里还需要强调的是,肝、肾功能不全者并不是要禁用降糖药物,我们可以选择对肝肾功能影响较小的药物,如格列奈类降糖药。

(4)糖尿病急性并发症。如感染、肺结核、糖尿病酮症酸中毒、高血糖高渗状态等患者使用口服降糖药效果很差,有些还可能加重酮症酸中毒或引起乳酸性酸中毒,所以最好不用口服药物。

(5)比较严重的糖尿病并发症。特别是发展到 III 期或 III 期以上的肾脏及眼底病变者单用口服降糖药效果不佳,应积极选用胰岛素治疗。当然在使用胰岛素的同时,加用适宜的口服降糖药是有益的。

(6)其他急症。如心肌梗死、手术、创伤等情况发生时,也应短期使用胰岛素治疗。

糖尿病患者忘记吃药了应该怎么办?

糖尿病是慢性病,需要长期控制,所以患者天天都要吃药,但吃药不像吃饭,时间长了,谁都难免会有那么一次、两次忘记吃药,当事后想起来时,我们就会在纠结是应该马上补服呢,还是就此算了呢?总的来说，这取决于两个关键问题：一是患者忘记吃的是哪一种降糖药物；二是患者什么时候才想起忘记吃药这件事。

　　一般来说，忘记吃药可能会引起血糖波动，所以最好是想起来了就马上补服，晚吃总比不吃好，亡羊补牢，为时不晚，特别是耽误的时间不太长，及时补上一般不会产生什么不好的影响。

　　但我们需要注意三小类药物：一小类是磺脲类药物，它是刺激胰岛素分泌的，通常也是在餐前服用，如果接近下顿饭才想起来，这时肚子已空，如果补服也可能引起低血糖发生，这时就不需要补吃了。二小类是格列奈类药物，起效快，患者血糖在餐后1小时达到高峰，餐前服用格列奈类药物，能刺激胰岛素同时达到高峰，可以有效地控制餐后高血糖。因此，若患者在饭后1小时后才想起来忘记吃药，此时血糖已经达到高峰，一方面这时补服药物的作用时间不能很好的覆盖餐后的血糖升高；再者就是当补服药物发挥作用的时候，患者的血糖水平已经下降，而此时药物造成的胰岛素分泌高峰容易引起低血糖，这种情况就不一定要补吃了。三小类是葡萄糖苷酶抑制剂，是要求餐前嚼碎服用的，餐后再吃效果较差，这种情况也不需要补服了。

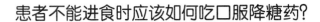

患者不能进食时应该如何吃口服降糖药?

有时糖尿病患者没有吃降糖药，一方面原因可能是主观上自己忘记吃药了，还有客观上不可忽略的问题，即糖尿病患者不能进食时应该如何口服降糖药？这也是糖尿病患者和内分泌医生常常碰到的一个问题，因为全身的或胃肠道局部的疾病，患者吃不下饭，给用药带来了困难。服药，可能会因不能进食引起低血糖，不服药，又怕血糖会升得很高。要解决以上问题，需注意以下几条：

（1）密切监测血糖、尿糖和尿酮，根据化验结果选择处理方法。

（2）尽量争取进食，为正常用药创造条件，可进食容易消化的流食、软食，最好采用少量多餐的方法进食，保证基本热量的充足，而且患者也比较容易耐受。

（3）根据血糖的高低和进餐量的多少，选择或调整用药量，以保持血糖的稳定，避免低血糖症或者酮症的发生。

（4）如确实无法进食，应视为急症，争取到医院治疗，通过静脉补液和补充糖分，使用合适的口服降糖药或胰岛素，帮助患者渡过难关。

健康生活一点通

在服用降糖药时，一定不要忘了按时吃饭，即服降糖药与吃饭应"结伴而行"，因为延时进食、进食量突然减少等，都会有发生低血糖的危险。

口服降糖药吃久了会失效吗？失效后应该怎么办？

糖尿病患者不单单会担心自己忘记吃药，很多时候也会忧虑吃药吃久了药物会不会失效了？如果糖尿病患者坚持运动、饮食和药物治疗，血糖水平应该能控制理想，但是很多患者会发现一开始血糖的确控制良好，但是后来血糖水平又不如之前良好了，这会不会是口服降糖药吃久了药物就对患者不起作用了？实际上，真正的口服降糖药失效并不多见，多数所谓的"失效"其实是饮食不当、运动过少、没有按时足量服药等原因所造成的。

目前临床上，我们发现出现失效现象的口服降糖药主要为磺脲类，所谓失效是指在开始服用磺脲类药物时血糖控制满意，但后来疗效逐渐下降，最后不得不换用胰岛素。

口服降糖药如果真的失效了，我们不能置之不

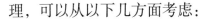

理，可以从以下几方面考虑：

（1）排除饮食及体力活动的因素，即更严格地控制饮食，并加大运动量，以减轻体重、降低血糖。

（2）改进用药方法：有的时候失效与服药量不够、服药时间不合适有关，这种情况首先必须改进用药方法。

（3）合用其他降糖药或胰岛素：对确实为磺脲类降糖药失效的患者，可以换用其他磺脲类降糖药，或加用双胍类降糖药、葡萄糖苷酶抑制剂或者格列酮类药物，也可合用或改用胰岛素治疗。再者，如果2型糖尿病病史超过10年出现口服降糖药失效，磺脲类药物用足量，再和其他药物联合使用时，血糖还是控制得不好，这时就需要评估胰岛功能，如果胰岛功能确实很差了，这时就需要用胰岛素治疗了。

如何防止和延缓口服降糖药失效？

既然我们已经知道了口服降糖药是有可能会失效的，那么我们不能置之不理，应该延缓或减少口服降糖药失效的可能。有证据表明，早期应用胰岛素及胰岛素增敏剂，早期联合用药，有助于胰岛功能的保护，可显著减少磺脲类药物继发性失效的发生。所以，对糖尿病患者来说，最主要的办法就是早发现、早治疗，把血糖长期控制在理想水平，从而延缓胰岛功能的衰竭。

健康生活一点通

有的糖尿病患者自恃无症状就不治疗，最终胰岛功能衰竭而丧失了治疗时机。还有的患者只服药，不复查，出现药物失效而不能及时发现，致使血糖长期控制不佳。因此糖尿病患者切勿以为用了药后就万事大吉，一定要定期检测血糖。

血糖控制良好了，能不能停用口服降糖药？

加强运动和饮食控制，血糖控制好了，那是不是就可以停药了？血糖控制好后能不能停药，这是不能一概而论的。对于大部分 2 型糖尿病患者来说，血糖控制良好是饮食治疗、运动治疗和药物治疗共同作用的结果，其中口服降糖药的作用占了很大的比例，一旦停药，高血糖就会卷土重来。当然，也有一小部分患者在血糖控制好的同时，也形成了良好的生活习惯，学会了如何严格控制饮食和加强锻炼，而且由于血糖的下降，机体对胰岛素的敏感性增强了，体内对抗胰岛素的激素分泌的也减少了，这种情况下可以考虑停口服降糖药。如果真的停药，要在医生的指导下停药，而且停药过程中需要注意：第一，血糖偏低的时候再停药，如果血糖控制不错，但在达标范围的高限，这时最好不要急于停药；其次，停药必须逐渐进行，一片一片地减，能减到什么程度就减到什么程度，不要以牺牲血糖来减药；第三，减药后要更加注意饮食治疗和体育锻炼，因为没有药物的支持，仅靠饮食与运动的功效了；尤其要注意的是，患者不能"好了伤疤忘了疼"，认为自己是"糖尿病已经治愈了"而放松饮食及运动控制，造成病情的反复；最后，停药后必须经常监测血糖，如果血糖控制得不佳，还是需要再次服用药物。

哪些药物会削弱降糖药的效果？

在排除了运动、饮食及降糖药物用药方法影响的情况下，血糖仍然控制得不好，这就不是药物失效了，而应该只是药物的作用被削弱了，为什么药物的作用能被削弱呢？有哪些药物会削弱降糖药的效果呢？因为糖尿病患者有时合并多种疾病，除了降糖药之外，还必须服用其他治疗药物，当合并使用其他药物时，降糖药的疗效常常会受到其他药物的削弱，这些药物包括：

（1）肾上腺皮质激素：如泼尼松、地塞米松等，可通过影响糖代谢导致血糖升高。

（2）甲状腺激素：甲状腺激素也可使血糖升高，因此在使用时应注意监测血糖。

（3）肾上腺素、去甲肾上腺素和儿茶酚胺：这三种药物都能使血糖升高而削弱降糖药的作用。

（4）胃肠解痉药：如颠茄、阿托品、丙胺太林等。这些药物同属抗胆碱药物，具有减弱胰岛 β 细胞分泌胰岛素的作用。

（5）抗结核药：异烟肼是结核病的一线治疗药物，长期服用异烟肼可使糖耐量降低，因此，在用药期间应定期监测血糖。当糖尿病合并结核时，应当使用胰岛素，不宜采用口服降糖药治疗。

（6）避孕药：包括雌激素与黄体酮样衍生物，这些药物均具有降低糖耐量和升高血糖的作用。因此，患有糖尿病的育龄期妇女，应采用其他避孕措施，不宜服用避孕药。

（7）利尿剂：噻嗪类利尿剂，如氢氯噻嗪、呋塞米等，能抑制胰岛 β 细胞分泌胰岛素，导致血糖升高。噻嗪类利尿剂所指的血糖升高大多出现在用药 2~3 个月后，停药后能自行恢复。

健康生活一点通

对于糖尿病老病号来说，感冒并不是一件小事，需要加倍注意，切忌在服用口服降糖药的时候擅自服用感冒药。

糖尿病患者能用激素类药物吗？

上一个问题已经提过使用一些药物会削弱口服降糖药的效果，那糖尿病患者还能使用这些药物吗？有些药，明知道对血糖控制不利，但是不吃不行。就比如说肾上腺皮质激素类药物，它可引起糖和脂肪代谢的紊乱，使血糖升高，甚至可引起类固醇激素性糖尿病，加重或者诱发糖尿病。但它在消炎、抗过敏、治疗自身免疫性疾病及抢救危重患者过程中有着很好的疗效，假若患者同时患有血液病、类风湿关节炎等免疫疾病、严重的支气管哮喘、肾病综合征、肝硬化腹水以及一些眼科疾病等，不用肾上腺皮质激素就束手无策了，此时就别再犹豫，一定要使用。所以糖尿病患者是能用激素类药物的。如果使用了此类药物，糖尿病患者也不必过于紧张，要相信医生，因为目前临床上已经有办法来对抗肾上腺糖皮质类药物的升糖作用，使血糖及血脂维持在正常水平。

中医中药治疗糖尿病有哪些优势?

我们一一解析了口服降糖药的不良反应,也存在药物失效、药物作用被削弱等不足,那么是否可以选择用中医中药来治疗糖尿病呢? 中华民族早在两千多年前的中医典籍中就记载了糖尿病,形象地将其称之为"消渴",其典型症状是多饮、多尿、多食、消瘦;在治疗"消渴病"方面,也积累了丰富的经验,所以中医中药是治疗糖尿病一个很好的选择。

中医中药在治疗糖尿病方面有显著的优势。首先,中医强调辨证论治,对患者出现的不适症状有明显的改善,在这方面的治疗效果往往比西药中肯。举个例子,有的患者血糖已经控制很好,却仍感到口干、乏力,西医无法解释这种现象,也没有相应的治疗方法。中医则将辨病与辨证相结合,认为降糖只是解决了"标"的问题(辨病—血糖高低),没有改变疾病的"本"(辨证—患者不同阶段的不适症状、体征)。通过辨证,最终要回归到"论治",认识到具体每一位患者的"本",即辨证患者是肺胃热盛,或肾阴亏虚等证侯,采取对应的方药,能取得良好的效果。其次,对糖尿病慢性并发症的防治,是中医的另一大优势。对糖尿病的慢性并发症,西医西药有时也一筹莫展,如糖尿病肾病、神经病变或眼底病变等。

中医则可通过辨证论治，采取全身综合性的治疗，达到良好的疗效。

中医治疗糖尿病应该注意些什么？

中医中药对糖尿病治疗优势明显，并不是百无禁忌。为此，糖尿病患者们应注意以下三个方面：

（1）加用中药的同时，不能擅自停用西药。一些糖尿病患者在服用中药后，擅自停服一切降糖的西药，希望单纯使用中医治疗。殊不知糖尿病有不同的类型，病情也有轻重之分，单纯用中医治疗会难以达到满意的疗效。比如 1 型糖尿病的患者自身胰岛功能完全丧失，必须依靠外源性胰岛素维持人体正常代谢，一旦停用胰岛素治疗，就会出现酮症酸中毒，甚至危及生命。

（2）在专业的中医医生指导下服用中药，避免产生毒副作用。有些患者对西药带有偏见，认为西药副作用大，对肝肾有损害，而中药则安全无毒，但是盲目或错误地使用中药也有可能导致比较严重的副反应。所以，我们必须重视一点，糖尿病患者服用中药（包括服用中成药）需要去中医医院就诊，找专业的中医医生治疗。

（3）不要迷信中药秘方、偏方。不管是中医还是西医，目前都没有根治糖尿病的方法。有些中药偏方或验方对解决糖尿病某一方面的问题确实有一定的优势，但绝对不像广告宣传的那么神奇，根治就更谈不上了。有些非正规的"医生"在中药里掺入价格低廉、副作用较大的降糖西药，却打着"纯中药"的幌子向糖尿病患者兜售，疗效和安全性都得不到保证，临床上因服用这些药物致低血糖昏迷的患者并不少见。所以在此强烈建议糖尿病患者一定要去正规医院就诊，切勿被虚假广告所误导。

健康生活一点通

保健品不是药品，不具备确切的临床疗效，充其量只有辅助的保健作用。虽然有些针对糖尿病患者的保健品具有一定的降糖作用，但几乎无一例外地在保健品中违规加入了副作用较大、价格低廉的西药成分。

治疗糖尿病，中药好还是西药好？

中药和西药各有优势，但无论是中医还是西医，目前都没有根治糖尿病的方法。西药的特点是起效快、作用明确，尤其在降糖作用方面，中药难以达到相同的疗效，具有显著降糖作用的纯中药制剂几乎没有。但中医重视辨证施治和整体调理，在改善患者自觉症状、辅助降糖、防治慢性并发症方面优势明显。

事实上，正确的做法是将中医治疗与西医治疗结合起来，例如病情较轻的 2 型糖尿病患者，可以在饮食治疗和体育锻炼的同时，服用中药治疗。而病情重一些的患者，可中药、西药同时使用，既可降低血糖，又可以综合调理全身的功能状态。千万不能把中药和西药对立起来，这样不但起不到好的疗效，反而会进一步加重病情。

第二节　胰岛素注射治疗篇

胰岛素是一种蛋白质激素，是由胰脏内的胰岛 β 细胞分泌。胰岛素参与调节糖代谢，具有维持血糖平衡的作用，目前主要用于治疗糖尿病，现在也广泛应用胰岛素类似物来治疗糖尿病。两者种类繁多，临床上对于两者的选择，主要是根据患者的血糖水平和控制情况等而定。在治疗上，1 型糖尿病患者，由于自身胰岛 β 细胞功能受损，胰岛素分泌绝对不足，在发病时就需要胰岛素治疗，而且需要终生胰岛素替代治疗以维持生命；2 型糖尿病患者在运动、饮食和口服降糖药联合治疗的基础上，如果血糖仍然未达到控制目标，即可开始口服降糖药物和胰岛素的联合治疗。此外，还有一些特殊情况下须应用胰岛素治疗，比如临时需要做手术、怀孕、急性并发症、肝肾功能下降或口服降糖药治疗效果差等。

> **健康生活一点通**
>
> 早用胰岛素治疗，可保护您本身的胰岛功能。

胰岛素是何方神圣?

看过胰岛素针的人都会觉得它就像自动笔，按一下，胰岛素就注射进人体进而发挥调节血糖的作用。这按一下的动作类似于开门的动作，其实胰岛素也就像一把钥匙，开启了葡萄糖进入细胞的大门。在它的帮助下，葡萄糖进入细胞，为我们提供能量。实质上，胰岛素就是人体胰腺的胰岛细胞分泌的蛋白质激素，因为它能够参与调节糖代谢，所以具有维持血糖平衡的作用。临床上说的糖尿病，也就是由于胰岛素分泌的不足或者停止分泌，引起血糖代谢紊乱，进而引起的全身性代谢疾病。

注射胰岛素有什么好处?

众所皆知，注射胰岛素可以调节血糖，那么它到底有什么地方值得糖尿病患者们青睐呢？第一，降糖作用强于口服药，但这并不代表所有糖尿病患者都需要使用胰岛素治疗；第二，迅速达到降糖效果，解除高血糖造成的组织毒性；第三，早期补充，可减轻胰岛负担，有助于 β 细胞功能恢复；第四，有效阻止或延缓糖尿病并发症的发生与发展；第五，营养神经、调节免疫及预防骨质疏松等；第六，不同于口服降糖药，胰岛素对肝、肾、胃肠副作用少。

哪些患者要注射胰岛素？

既然注射胰岛素有这么多优越性，那是不是每一个糖尿病患者都要选择胰岛素治疗呢？选择胰岛素治疗应该依据患者的具体情况具体分析。注射胰岛素的患者可简单归纳为两类，一类是 1 型糖尿病患者，另一类是某些特殊的 2 型糖尿病患者。

糖尿病患者中，1 型糖尿病患者的病因是胰岛素绝对缺乏，所以一定要注射胰岛素控制血糖；而 2 型糖尿病患者据病情需要而定，有调查显示，占比超过 90% 的 2 型糖尿病患者一般只需要口服药物即可控制血糖水平，但 2 型糖尿病患者可以在某些特殊情况下注射胰岛素，比如临时需要做手术、怀孕、急性并发症、肝肾功能下降或口服降糖药治疗效果差等；孕妇是一个特殊群体，在打针吃药上都会比较谨慎，但注射胰岛素是完全可以放心的，因为胰岛素属于大分子蛋白，不能通过胎盘，对胎儿不会有明显不利的影响。但是，孕妇还是应定期进行孕前检查，在医生的指导下，合理使用胰岛素。

胰岛素只有一种吗？

无论是健康人还是糖尿病患者，胰岛素在调节血糖水平上意义重大。对健康人来说，其自身就有胰岛素，不需外来，但对 1 型糖尿病患者来说，因为本身的胰岛 β 细胞破坏，胰岛素绝对缺乏，自身不够用，就得向外界索取，就像如果我们买房、买车需要银行贷款借钱，不同的银行对贷款的时间、利息规定都会不一样，胰岛素就像银行一样，种类繁多。

如果将胰岛素按来源分类，有动物胰岛素和人胰岛素两大类，可细分为以下几种：

（1）牛胰岛素：自牛胰腺提取而来，分子结构有三个氨基酸与人胰岛素不同，疗效稍差，容易发生过敏或胰岛素抵抗。动物胰岛素唯一的优点就是价格便宜，患者可以负担轻松，但目前基本不使用。

（2）猪胰岛素：自猪胰腺提取而来，分子中仅有一个氨基酸与人胰岛素不同，因此疗效比牛胰岛素好，副作用也比牛胰岛素少。目前国产胰岛素多属猪胰岛素。

（3）人胰岛素：人胰岛素并非从人的胰腺提取而来，而是通过基因工程生产，纯度更高，副作用更少，但价格较贵。进口的胰岛素均为人胰岛素。

如果按作用时间分类，又可分成：

（1）短效胰岛素：即最常用的一种普通胰岛素，为无色透明液体，皮下注射后的起效时间为 20 ~ 30 分钟，作用高峰为 2 ~ 4 小时，持续时间 5 ~ 8 小时。

（2）中效胰岛素：又叫低精蛋白锌胰岛素，为乳白色浑浊液体，起效时间为 1.5 ~ 4 小时，作用高峰 6 ~ 10 小时，持续时间约 12 ~ 14 小时。

（3）长效胰岛素：也为乳白色浑浊液体，起效时间 3 ~ 4 小时，作用高峰 14 ~ 20 小时，持续时间约 24 ~ 36 小时。

（4）预混胰岛素：为了适应进一步的需要，进口胰岛素将短效制剂和中效制剂（R 和 N）进行不同比例的混合，产生作用时间介于两者之间的预混胰岛素。

胰岛素都是什么时候注射？

胰岛素的种类不同，注射时间也不同。短效胰岛素和预混胰岛素在餐前 15 ~ 30 分钟注射，中效胰岛素一般在晚上睡前注射，长效胰岛素一天的任意时间均可以注射，只需相对固定时间即可。

注射胰岛素也是门"手艺活儿"

糖尿病是慢性疾病，需要长期治疗。因此，对于需要注射胰岛素治疗的糖尿病患者来说，学会如何打针是必要的。

（1）首先，安好针头，将胰岛素笔末端的旋钮调到所需的剂量。

（2）千万要记住，腹部皮肤要用酒精或碘伏先消毒。

（3）去除针帽，将针头刺入已消毒部位的皮下，缓慢注射，完毕后暂停6秒，退出一半，再停10秒拔除，以防药品流出。

（4）弃去针头，将笔套套好，放入笔盒内，妥善保存。

你以为做到上面四个步骤就万事大吉了吗？那你就掉以轻心了，在打针的过程还要千万注意以下几点：

（1）注射部位要经常轮换。注射部位的轮换包括不同注射部位间和同一注射部位内的区域轮换。不同注射部位的轮换是指在腹部、手臂、大腿和臀部间的轮换注射；而同一注射部位内的区域轮换则要求从上次的注射点移开约1手指宽的距离，进行下一次注射。应尽量避免在一个月内重复使用同一注射点。一旦发现注射部位有疼痛、凹陷、硬结等现象，应停止

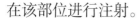

在该部位进行注射。

（2）掌握好注射的深浅。只有注射到皮下脂肪组织内，才能使胰岛素在正确的时间发挥作用。如果过浅打到皮内组织，胰岛素吸收慢并且影响效果的正常发挥；过深注射到肌肉层，则吸收过快导致药效发挥作用提前，患者易出现低血糖。

胰岛素注射针头可以重复使用吗？

糖尿病患者打完针，针头应该保存起来重复使用还是扔掉呢？可以确切地告诉你，胰岛素针头是不可以重复使用的，应该扔掉。原因一是现在所有的针头都是依照一次性使用标准生产的，重复使用针头会使针头产生倒刺，在推进拉出的过程中刺激皮下，导致皮下脂肪增生，而在脂肪增生处注射胰岛素的疼痛感相对较小，很多患者喜欢在脂肪增生处注射，但是，这往往导致胰岛素被人体吸收的量减少，不利于血糖控制的效果；二是重复使用针头可能会引发严重的炎症，不排除有细菌附着在重复使用的针头上面的可能，严重时引起皮下脓肿、腹股沟发炎等。

胰岛素的保管不是小事情！

打完针，针头是可以扔掉了，那剩下的胰岛素应该怎么保管呢？从医学上分析胰岛素，胰岛素是一种精细的蛋白质分子，其稳定性易受各种因素影响，比如温度、光照情况和振动等。其中最主要的因素是温度。在低于 0℃ 的条件下，胰岛素的活性会遭到破坏；一旦温度超过 25℃，胰岛素的活性会降低。

因此，保存胰岛素时，应避免极端的温度条件。未开封的胰岛素（包括瓶装胰岛素、胰岛素笔芯和胰岛素特充注射笔）应储藏在 2～8℃ 的环境中，避免冷冻和阳光直射，防止反复震荡。研究表明，已开封的胰岛素可室温保存，在 28 天内使用是无菌的，但随着存放时间的延长，药物效价会呈不断下降的趋势，因此应减少药液开启后的存放时间。

打完针，你的血糖就安全了吗？

打完针了，很多糖尿病患者就想当然地以为血糖一定控制好了，但是你的血糖真的就安全了吗？错了，最重要的一步，你还没完成——密切监测血糖。一般来说，低血糖都是由于胰岛素用量相对过大所致。为了避免在使用胰岛素的过程中出现低血糖反应，患者必须从小剂量开始使用胰岛素，同时，密切监测血糖情况，及时向医生反馈，以调整治疗方案。

一般来说是先调整饮食及体力活动，血糖稳定后再调整胰岛素剂量。每次的日加减总量不宜过大，一般不超过 8U，1 型糖尿病患者在血糖接近满意时对胰岛素较敏感，应更加谨慎。每次调整后，一般应观察 3～5 日。但这一切都应在专科医生的治疗下进行，千万别自作主张加减用药，万一闹出人命来，后悔也来不及了！

健康生活一点通

使用胰岛素注射治疗的患者，应注意饮食规律，因为医生会根据摄入的碳水化合物量来调节每餐的胰岛素剂量。使用口服降糖药治疗的患者，也不可以在没有咨询专科医生的情况下自行调节药物和剂量。

注射胰岛素居然会"毁容"？！

脂肪增生是打针后一个明显的体表改变，这也是前面我们强调不要重复使用针头的原因之一。脂肪增生和注射刺激有关。一个是和针头本身的刺激有关系，另一个是和胰岛素有关。因为胰岛素是一种生长激素，胰岛素本身可以促进脂肪增生。现在针头是按照一次性使用设计的，如果反复使用就会变钝，对皮下组织损伤增强。脂肪增生不光是脂肪本身的增生，还包括一些纤维组织，这实质上是对皮下组织损伤的一种修复和补救作用，但如果反复刺激的话，这种机制就会增强，甚至会出现一些过度反应，这就像伤口结疤一样，伤口较深，受损厉害，就会留下瘢痕。

与脂肪增生恰好相反，有些人打针后出现了脂肪萎缩，这又是怎么回事？目前医学上对胰岛素导致的脂肪萎缩机制尚未阐明，有学者认为，这是一种免疫反应。也有报道说与血中高胰岛素自身抗体（IAA）以及注射部位附近存在着胰岛素和免疫球蛋白 G 有关，加之局部过多的肿瘤坏死因子 -α，介导免疫反应，抑制了脂肪的分化所致。这多见于长期使用动物胰岛素的患者，尤其是长期把胰岛素注射在同一部位的患者。

健康生活一点通

长期注射胰岛素的患者可以不定时的换一下注射的部位，避免长期同一位置注射形成包块或萎缩。对于长期注射的部位可以用鲜土豆切片外敷。

胰岛素是绝对安全的吗?

胰岛素在对血糖的调节上至关重要，为糖尿病患者的身体健康做出了贡献。但是，不容我们忽视的是，胰岛素并不是绝对的安全，它存在着一些副作用。

（1）低血糖反应。胰岛素用量不当或注射后没有进餐，很容易引起低血糖，严重时会陷入昏迷或死亡。因此，注射胰岛素的同时一定要监测好自己的血糖，一旦发生低血糖反应，要立即吃块糖果，或者喝杯糖水，并立即赶往医院。

（2）体重增加。胰岛素可以促进体内蛋白质和脂肪的合成，如果糖尿病患者采取胰岛素治疗后不进行饮食控制，摄入热量过多，会造成体重的逐渐增加。故进行胰岛素治疗的糖尿病患者仍然需要控制饮食，避免体重的过度增加，从而导致胰岛素的用量也要随之增加，结果形成了恶性循环。

（3）视物模糊。视物模糊主要出现在胰岛素使用初期，且在胰岛素使用之前血糖水平较高的糖尿病患者身上。这种副作用是暂时性的，随着胰岛素使用时间的延长，血糖控制平稳后，这种副作用就会逐渐消失。

（4）水肿。胰岛素会造成体内水钠潴留，一部分患者注射胰岛素后可出现轻度颜面和肢体的浮肿，但一般症状均较轻。

（5）过敏。对胰岛素过敏者较少见，一般见于使用动物胰岛素的患者，分为局部过敏与全身过敏。局部过敏仅为注射部位及周围出现斑丘疹及瘙痒。全身过敏可引起荨麻疹，极少数严重者可出现过敏性休克。对于过敏而又必须依靠胰岛素降糖的患者，可以采用小剂量脱敏疗法。

（6）使用不便，注射部位疼痛，每注射一次，都经受一次毅力的考验。

（7）其他反应，使用初期可能引起神经病变和蛋白尿增多。

胰岛素有抗药性吗？

胰岛素有副作用并不可怕，可怕的是当患者长期使用后，一定量的胰岛素已经不能发挥其作用，那就有可能发生了胰岛素抗药性，即在无酮症酸中毒、内分泌疾病继发糖尿病及应激等情况下，成人每日胰岛素需要量超过200U，或者14岁以下儿童每日每千克体重胰岛素需要量超过2.5U，并持续48小时以上。常见于使用动物胰岛素的患者，由于体内产生了对抗胰岛素的抗体，使注射的胰岛素作用效力下降，当改用人胰岛素时，可克服胰岛素抗药性的问题。

使用胰岛素会"上瘾"吗?

打胰岛素会不会让人上瘾呢?"上瘾"是指药物的依赖性,是由于长期反复使用某种药物以后,患者应用这类药物时可产生一种舒适感(欣快感),因而有继续要求使用的欲望。一旦停药,可出现一系列不适症状,如头痛、恶心、出汗等,患者由于难以忍受这些戒断症状而不能自控,乃至发生意志消沉、人格丧失及行为失常等。显然胰岛素不属于能引起成瘾性的药物,因为胰岛素是由人体内胰腺 β 细胞分泌的一种蛋白质激素,是任何人体内本身皆具有的一种物质。糖尿病患者使用胰岛素不但不会上瘾,而且还能够延缓并发症的发生。

健康生活一点通

使用胰岛素不仅不可怕,而且经济实惠,还会带来很多益处。要解除思想上的顾虑,该用胰岛素时别拒绝,放心大胆地在医生护士指导下使用,可以减少并发症。

真有让糖尿病患者不再打胰岛素的办法吗？

很遗憾，就目前的医疗水平而言，糖尿病是终生性疾病，并没有一劳永逸治疗糖尿病的办法。有些糖尿病患者说，从广告上得知某个医院有"先进技术"可以治疗糖尿病，从此摆脱打针吃药。且不说广告的真假，我们首先要考虑的是此医院是否具备有医疗资质。各位糖尿病患者在就诊的时候，切勿盲听偏信，盲目从医，酿成悲剧。糖尿病与生活方式息息相关，糖尿病患者们在专科医生的指导下，合理用药时，也要注意调节自己的生活方式，合理饮食，适度运动，调畅心情。这才是糖尿病患者们的健康之道！

什么是胰岛素类似物？

胰岛素类似物在临床上得到广泛的应用，它泛指既可模拟正常胰岛素的分泌，同时在结构上与胰岛素也相似的物质，它并不是真正意义上的胰岛素，但可与胰岛素受体相结合，降糖效力堪与人胰岛素媲美，比胰岛素更加符合生理需求。

胰岛素类似物都有哪些种类?

胰岛素类似物跟胰岛素一样,种类繁多,可依作用时间长短分类:

(1)超速效人胰岛素类似物:此类主要有赖脯胰岛素和门冬胰岛素,主要特点一是起效快,皮下注射后15分钟起效,可以在餐前即刻甚至餐后立即注射,不需提前半小时;注射后15分钟起效,30～60分钟达到药效高峰,恰好与餐后血糖高峰时间相匹配,控制餐后血糖效果好;二是药效维持时间短,大约3小时左右(2～4小时)。由于其药代动力学特点与进餐后人体内源性胰岛素分泌十分相似,能够很好地控制餐后血糖而且不容易发生低血糖,因此它非常适合胰岛素泵治疗。

(2)长效人胰岛素类似物:此类主要有甘精胰岛素和地特胰岛素,其特点是皮下注射后吸收和扩散缓慢,药物吸收稳定,以极其缓慢的速度释放进入血液,血浆浓度平稳,峰谷曲线小,作用持续时间长。每日皮下注射一次降糖作用可维持24小时,且无明显的血药峰值出现,因而可以较好地模拟正常基础胰岛素的分泌。

所有糖尿病患者都可以使用人胰岛素类似物吗?

　　人胰岛素类似物与天然人胰岛素不同，是一种异源多肽，可能使人致敏或产生抗体。因此，妊娠糖尿病或糖尿病合并妊娠的妇女、过敏体质的糖尿病患者、对动物源性胰岛素呈现免疫抵抗者最好还是选用人胰岛素。

第六章

糖尿病并发症篇

只要控制好血糖，糖尿病患者本可以终生带病生存，但糖尿病却被称为"不死的癌症"，其危害无处不在，不可忽视。这是因为糖尿病的并发症最可怕，其发生率极高，且致残率和致死率极高。研究表明，糖尿病发病 10 年后，有 30%~40% 的患者至少会发生一种并发症。因此，警惕糖尿病并发症的发生十分重要。

糖尿病急性并发症主要指号称"四大杀手"的糖尿病酮症酸中毒、高渗性非酮症糖尿病昏迷、乳酸性酸中毒及低血糖昏迷；其慢性并发症包括糖尿病神经病变、微血管病变（糖尿病眼病、糖尿病肾病）和大血管病变（糖尿病心血管病变、糖尿病脑血管病变和糖尿病外周血管病变）。

第一节 糖尿病急性并发症

一、低血糖

40 岁的李先生是位老司机，但他最近却差点成了"马路杀手"，为什么呢？因为他最近在开车的路上经常觉得疲劳、手抖、出冷汗，一开始他以为是自己没休息好，结果今天他居然眼前一黑，要不是及时刹车，差点就撞上前面的车。心有余悸的李先生赶紧跑去了医院，这一查才发现自己低血糖了。医生赶紧让李先生喝了糖水，李先生这才觉得自己好受了一些。

可怕！低血糖差点要了命！怎么确定自己是不是低血糖？

正常成人空腹血糖为 4 ~ 6mmol/L，而低血糖是指血糖低于正常的一种状态。如果空腹或运动等情况下出现低血糖症状，当时测血糖低于 2.8mmol/L，服糖后低血糖症状能得到迅速缓解，那么就可以确定低血糖症的诊断了。《中国 2 型糖尿病指南》指出，糖尿病患者低血糖的血糖诊断值应是 ≤ 3.9mmol/L。

我明明是糖尿病，血糖应该偏高的啊，怎么还会出现低血糖？

糖尿病确实是以高血糖为特征，但是在其长期的治疗过程中，尤其是在运用胰岛素和胰岛素促泌剂类药物治疗中，低血糖是较易出现的不良反应。

常见的原因有以下几方面：

（1）胰岛素剂量不合适，或者过量服用促进胰岛素分泌的药物。葡萄糖就像人体的汽油，当胰岛素作为发动机频繁启动时，被当作汽油的血糖就会迅速消耗，因而容易引发低血糖，车就走不动了。

（2）运动量大却未及时调整胰岛素，尤其当胰岛素注射在运动有关的肌肉附近部位，如上臂和大腿时。你想，一根稻草都能压死累坏的骆驼，何况又是让胰岛素拼命干活，又是运动消耗能量，血糖能不低吗？

但是，这里我们要给大家指出一点，过度运动反而会升糖！怎么会！的确会出现一种情况是，过度运动使得人体过度兴奋，引起肾上腺素、生长激素等升糖激素的分泌，从而升高了血糖。由此可见，运动过度，效果可是会适得其反。

（3）使用降糖药后未及时进食或者饮食控制过于严格。有很多糖尿病患者觉得自己血糖一直控制不好，怀疑是自己管不住嘴的缘故，因此就少吃或不吃东西，结果弄巧成拙，血糖非但没控制好，反而还出现低血糖了。

在医生的仔细询问之下，李先生道出了原因，原来是他年初的时候体检发现自己空腹血糖偏高，心里一着急，就自作主张加了胰岛素的用量。结果用量过猛，反倒让自己成了"低血糖"了，差点闹出了人命！

低血糖比高血糖更要命！

很多糖尿病患者就像上面的李先生一样，格外担心自己的血糖过高，在意血糖的控制情况本来是件好事，殊不知，血糖并不是越低越好。一次严重的低血糖诱发的心脑血管事件可能会抵消一生维持血糖在正常范围所带来的益处。

大脑对于低血糖反应最敏感，低血糖持续不能纠正，脑细胞可发生不可逆转的形态学改变，此时即使血糖纠正，也常留下脑功能障碍的后遗症，如注意力不能集中、健忘、不能耐受噪声、耳鸣、眼花、步伐不稳、疲乏、无力、食欲不振、人格改变、消极悲观，严重者导致植物人状态，甚至死亡。因此必须加强预防，避免发生低血糖。

健康生活一点通

低血糖对人体的"侵袭"可能在短暂的几个小时内发生，有时甚至是致命性的打击。尤其是老年糖尿病或合并有冠心病者，低血糖可诱发脑卒中、心肌梗死，持续未得到纠正的低血糖还会对大脑产生不可逆的损害，使心脏功能出现异常。

警惕低血糖的"蛛丝马迹"

想要预防低血糖，就得知己知彼，我们需要了解低血糖可能会出现哪些症状和表现。

低血糖临床症状不一，多数人会感觉疲倦，无力，难以支持，可出现手抖、出冷汗、心悸、饥饿感以及烦躁不安等症状，严重时会头痛、头昏、视物模糊、嗜睡，甚至陷入昏迷或导致癫痫发作，危及生命。

需要警惕的是，糖尿病患者的低血糖发生往往很隐匿，低血糖的症状深藏不露，让人"捉摸不定"，因此，糖尿病患者做好定期血糖监测是非常重要的！平素血糖水平波动大的糖尿病患者更容易突然发生低血糖反应，因此别小看血糖控制和监测情况，要是平时不好好重视，关键时候就给你掉链子！老年性低血糖临床表现常常不够典型，有可能误诊、漏诊，都需要我们细心检查方可发现。因此糖尿病患者一定要定期监测自己的血糖水平，不要擅作主张加减用药，一旦出现不适，及时就近就医。

低血糖经常"凶相毕露"，该怎么办？

如果反复发作低血糖，会造成发生低血糖反应的血糖阈值下降，也就是说，当机体已经处于低血糖状态时，自身的低血糖症状越来越不典型，很难让人察觉，而一旦血糖水平达到脑损害水平时，可能会直接危及生命，所以合理控制血糖尤为重要。不少糖尿病患者急于降血糖，想"提早起跑"，争一时之胜，却没想到这是场马拉松啊！一旦出现了低血糖，应立刻给患者服用糖果，并及时送医院就诊。

血糖低于多少的时候需要治疗？

一般来说，当血糖低于 3.9mmol/L，并有低血糖症状时，尤其是糖尿病患者，就要按低血糖处理。但是个体对低血糖的反应和适应能力不同，因此不能从血糖值来判断，有类似症状就应该处理。

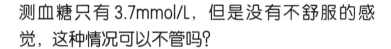

测血糖只有3.7mmol/L，但是没有不舒服的感觉，这种情况可以不管吗？

对于一般人群，血糖低于3.3mmol/L的时候才会出现低血糖症状，部分人常常不能感觉到自己发生了低血糖症，因此如果出现这种情况，即使您没有不适，也建议适当进食。而对于1型糖尿病患者，可能是出现无知觉低血糖症，尤其在睡前出现次数较多时，应及时就诊，否则可能会导致严重的后果。

如果出现低血糖，没有及时治疗，后果会很严重吗？

一般来说，正常人在血糖下降至2.8～3.0mmol/L时，胰岛素收到血糖不高的讯号，分泌会受到抑制，升血糖激素的分泌被激活，此时只要及时补充葡萄糖，正确处理，可迅速好转，不会造成严重后果。而当血糖继续降至2.5～2.8mmol/L时，就会明显出现脑功能障碍，如果不及时处理会很快进展成昏迷，若低血糖昏迷持续6小时以上，可造成不可逆性脑损害，甚至死亡。因此一旦出现低血糖症状，应立即进食，若发现患者神志改变或昏迷，应立即处理后送医院急救。

突然晕倒，被送去抢救，医生说是低血糖引起的，这种情况会有后遗症吗？

在低血糖发作至血糖完全恢复正常的一段时间内，患者是否遗留脑损害后遗症主要与昏迷时间和低血糖持续时间有关。严重低血糖昏迷虽经抢救，但因持续时间较长，对脑细胞损害严重，难以逆转，会留有如记忆力减退、反应迟钝甚至痴呆等不良后遗症。

引起低血糖昏迷的原因有哪些？

（1）胰岛素分泌过多，可见于胰岛疾病、胰外恶性肿瘤及胰岛素自身免疫综合征。

（2）拮抗胰岛素的激素如肾上腺皮质激素、胰高血糖素分泌过少，均易产生低血糖。

（3）肝源性原因，如严重肝病，肝糖原储备不足，糖异生能力降低，造成低血糖。

（4）葡萄糖供应不足、消耗过多。如长期饥饿，剧烈运动、厌食、严重呕吐、腹泻等。

（5）营养性低血糖，多见于胃肠功能吸收障碍的患者，如胃大部切除后低血糖症、胃肠运动功能异常综合征等。

（6）先天性酶缺乏如半乳糖血症、果糖耐受不良

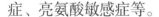

症、亮氨酸敏感症等。

（7）药源性原因如患者使用胰岛素剂量过多，或口服磺脲类降糖药过量，也可见于服用其他药物，如水杨酸、抗组胺制剂、单胺氧化酶抑制药、普萘洛尔（心得安）等。

（8）如果患者经常在早餐前发生空腹性低血糖，要注意排除胰岛 β 细胞瘤的可能。

纠正低血糖三部曲——低血糖如何救治？

第一部，低血糖如何做自我血糖监测？

预防低血糖的发生，最重要的一步就是要监测血糖。我们一般建议采用指尖血糖监测，尤其是在空腹和睡前，因为这两个时间段比较容易出现低血糖。在低血糖症状发作时也必须监测血糖水平，并记录下数值和发作时间。如果血糖不稳定，出现低血糖的时间不规律，建议采用 24 小时动态血糖仪，以详细了解血糖谱的变化。

第二部，赶紧补糖

一旦出现低血糖，患者应立即进食糖或富糖食物。首选糖块、果汁等甜食，这些食物都是单糖，吃进去后可很快被肠道吸收入血，以迅速纠正低血糖症状，其次才是馒头等干粮。一次该吃多少合适呢？一般来说，一杯果汁或可乐（约 300ml），或 1 ~ 2 汤匙蜂蜜，或 6 颗糖块、2 块饼干（约重 30g）。若患者低血糖严重而不能自救时，应由亲友帮助进服。丧失吞咽功能而备有高血糖素者可由亲友注射 1mg 高血糖素。若自救未能好转，或低血糖严重有神志不清、抽搐、胸痛、低血压等症状，均应送医院急诊救治。

第三部，赶紧上医院就诊

凡可疑低血糖症患者在留取标本和 / 或快速血糖测定后均应立即补充葡萄糖，服糖后低血糖症状迅速缓解或昏迷者神志转清醒均是低血糖症的有力佐证。通常用 50% 葡萄糖 40ml 静脉注射，为防止低血糖再发，需继续静脉滴注 10% 葡萄糖液维持血糖水平。氯磺丙脲或格列本脲所致的低血糖，补糖至少持续 2 ~ 3 天。对静脉注射困难者应立即肌内或皮下注射高血糖素 1mg（儿童 15µg/kg），此后再设法建立静脉通路。通常高血糖素注射后 10 ~ 15 分钟可见血糖浓度上升，升糖作用维持 1 ~ 2 小时。

如何预防低血糖的发生？

（1）轻度低血糖应及时处理，防止低血糖由轻度发展为低血糖昏迷。

（2）糖尿病患者要做到定期检查血糖、尿糖，发现有低血糖倾向时与医师密切合作，以确定低血糖原因，或者及时口服糖水，或遵医嘱治疗。

（3）注射胰岛素或口服降糖药时避免大剂量或自行增加剂量以防低血糖发生。

（4）保持合理健康饮食方案。三餐及零食都应准时、适量，切忌空腹饮酒，饮酒前及饮酒中应吃点食物。胰岛素注射后要按规定进餐，禁止胰岛素注射后拒食或空腹。

（5）低血糖随时可能发生，应随身备带糖果。当血糖水平低于 3.9mmol/L 时，及时吃零食，比如半杯果汁、5～6 颗硬糖、1 把葡萄干、4～5 块苏打饼干或 3～4 片葡萄糖药片等。吃完零食 15 分钟后再测一次血糖。若血糖还是低，就稍微再多吃一点。

（6）学习急救知识。低血糖治疗不及时易导致晕厥。接受胰岛素治疗的糖尿病患者，最好随身携带高血糖素并告诉家人、朋友如何使用。如果低血糖发生时手头没有高血糖素，身边人应马上拨打急救电话。

为什么有时候明明已经吃过午饭了，而且吃得也不少，但是下午还是会出现低血糖？

这种情况多是餐后反应性低血糖症，餐后代偿性胰岛素分泌过多，胰岛素释放的速度比血糖升高慢，当胰岛素的浓度达到高峰时，血糖水平已开始下降，从而引起低血糖反应。这种低血糖多数发生在进食后 2～4 小时，尤其是进食高碳水化合物后容易发生，一般能自行缓解。也可以通过分餐，减少每餐碳水化合物摄入量来缓解每餐后的高胰岛素血症；或缩短进餐间隔时间防止反应性低血糖的发生。更重要的是，应注意生活方式的改善，注意减轻体重，纠正不良生活习惯，加强运动锻炼以改善胰岛素抵抗，增加胰岛素敏感性，从病因上解决餐后反应性低血糖现象。

空腹喝酒为什么会导致低血糖？

在正常情况下，饮酒后，乙醇在人体内经肝脏代谢继而分解成水和二氧化碳。如果人在空腹时饮酒，乙醇会很快吸收到血液里，可刺激胰腺分泌出大量胰岛素，使血糖浓度降低。同时，乙醇迅速进入肝脏，还能抑制肝糖原的分解和异生，促使低血糖的出现。因此，饮酒不宜过猛、过量，更不宜空腹饮酒，以免发生酒后低血糖。

低血糖夜间偷袭，该如何是好？

夜间低血糖一般出现在凌晨 1～3 点左右，除了出汗、心慌外，做噩梦，或翌日晨起头痛、感觉没睡好、乏力也是夜间低血糖的表现。当糖尿病患者的肠胃出现问题，造成进食后不能及时消化吸收，也会导致低血糖反应。所以肠胃不好的患者，睡醒后要留意自身的感觉，防止夜间低血糖的发生。从临床上看，冬季是夜间低血糖的高发期。因为冬季夜长昼短，糖尿病患者在饮食受到控制的情况下，如果得不到及时的能量补充，可能会发生低血糖反应。

为此，患者可以在睡前选用可缓慢吸收的食品，如一杯酸奶或低脂牛奶、一份水果、3～5块饼干等。此外，糖尿病患者可能因口服降糖药或胰岛素使用剂量过大，或服药时间不当，造成夜间低血糖，可相应调整晚间的药量和服用时间。

健康生活一点通

更年期妇女因体内性激素水平下降，身体对胰岛素的敏感性会相应增强，此时若不及时调整药量，部分女性糖尿病患者会发生低血糖，特别是夜间低血糖。

孕妇出现低血糖怎么办，会对胎儿有影响吗?

胎儿营养都是来自于母体，如果母亲频繁出现低血糖，那么胎儿的生长、大脑发育都有可能受到影响。

建议孕妇应少食多餐，在两餐饭之间及睡前加餐，这样可以避免餐前及夜间低血糖。如果是糖尿病患者，应该总结一下发生低血糖的规律，然后调整胰岛素剂量。对于 1 型糖尿病患者而言，血糖较难控制，应适当放宽血糖控制标准，亦可减少低血糖的发生，如果仍出现低血糖，建议专科就诊。另外，至少每周到产科做一次产检，查看胎儿的发育情况。

二、糖尿病酮症酸中毒——警惕！小便增多可能是酮症酸中毒！

小俊这一周以来，无缘无故觉得非常口渴，一天喝了很多瓶水都没办法缓解，不喝水觉得口渴难受，喝了水又觉尿频尿急，一天要去很多趟厕所。一开始他还以为是自己喝水太多，才会频繁上厕所，他有意识控制不喝水了，结果小便还是比平时多，严重影响了他的生活。小俊是 2 型糖尿病患者，他怀疑自己的病情是不是加重了，赶紧跑医院看，结果，猝不及防，查了个尿，抽了个血，医生告诉他，他居然是酮症了！

健康生活一点通

如果患者最近血糖控制不良，或小便无故增多，或有感染发热等情况，一定要及时检查尿常规，明确是否有糖尿病酮症。

酮症酸中毒到底是何种疾病?

正常人由于体内有足够的胰岛素调节糖的代谢,能量供应正常,机体不需要大量动用脂肪。但糖尿病患者在胰岛素缺乏和胰岛素抵抗的情况下,糖代谢障碍,没有能量怎么行呢?机体实在是没办法了,就不得不动员体内的脂肪来获取能量,结果就生成了酸性代谢产物——酮体(β-羟丁酸、乙酰乙酸和丙酮),大量酮体在血液中聚积,超过机体调节代偿能力,血 pH 值逐渐降低,致使机体发生酮症酸中毒。与此同时,由于胰岛素严重缺乏,血糖利用障碍,患者表现为持续严重的高血糖,且大量糖分从尿液中排出,并带走了大量水分及电解质,因此,患者往往也存在脱水及电解质紊乱的表现。糖尿病酮症酸中毒是糖尿病病情严重发展的结果,由于严重脱水,患者会出现尿量减少,血压下降甚至休克,最终发生昏迷以致死亡。血酮体潴留及脱水是酮症酸中毒的两个主要病理变化。

在医生的追问下,小俊才道出了缘由,原来他最近为了赶手头上的项目,频繁加班,三餐就不定时了,还经常喝各种饮料,这才出了事!

酮症酸中毒的常见诱因有哪些?

凡是能引起体内胰岛素严重不足的情况均能诱发

酮症酸中毒，主要的诱发因素包括：①急性感染（如肺炎、痢疾、尿路感染等）；②停用或少用胰岛素；③饮食不当，如暴饮暴食、过度饥饿、摄入大量含糖饮料、酗酒等，或胃肠道疾病见呕吐、腹泻等；④患者机体处于各种应激状态，如急性心梗、脑血管意外、胰腺炎、外伤、手术、妊娠及分娩、精神创伤等；⑤运动过度：特别是胰岛素缺乏的患者，过度运动可诱发酮症酸中毒。1型糖尿病酮症的发生多由于胰岛素使用中断或不足；而2型糖尿病酮症则常常与感染及各种应激有关。

糖尿病酮症酸中毒没你想的那么简单！

从糖尿病酮症酸中毒的发病过程来看，糖尿病酮症酸中毒包括两个阶段，即糖尿病酮症阶段和酸中毒阶段。在酮症阶段，患者表现为原有糖尿病症状的加重，如小便增多，口渴、喝水多，心烦，乏力。实验室检查可以发现尿糖强阳性、尿酮体阳性、血糖增高，多为 16.7～33.3mmol/L（300～600mg/dl）。如果病情继续发展，血中二氧化碳结合力会降低，可至 13.5～9.0mmol/L 以下，血 pH 值下降至 7.35 以下，就发展到了酸中毒阶段，这时患者表现为食欲减退、恶心、呕吐、常伴头痛、嗜睡或烦躁、呼吸深快，呼气中有烂苹果气味（丙酮），严重者神志不清甚至昏迷。

但是，需要警惕的是，感染等诱因引起的临床表现可被糖尿病酮症酸中毒的表现所掩盖。临床上也有少数患者表现为腹痛，酷似急腹症，易被误诊，应予注意。部分患者不按"常理"出牌，直接就以糖尿病酮症酸中毒为首发表现了，情况往往危急，一旦出现，应立即送医院救治。

健康生活一点通

糖尿病酮症是急症，必须立即治疗，所以如有恶心、呕吐等情况应及时到医院检查。

酮症酸中毒，该如何是好？！

糖尿病酮症酸中毒的治疗原则包括去除诱发因素（如感染等）、补充生理盐水、小剂量静脉滴注胰岛素、补钾等。酸中毒严重者应适当补充碱性药物，但上述治疗均应在有经验的专科医师指导下进行。

护理方面，若患者食欲不佳，可让患者进食易于消化的单糖，如水果汁、蜂蜜等流质食物，每日所供应的糖类总量应根据其使用胰岛素的数量及患者具体情况而定，一般应少于200g。患者病情稳定好转后，可以加米粥、面包等含碳水化合物的主食。但要严格限制脂肪和蛋白质的每日摄入量，以防体内产生新的酮体，加重病情。经过药物治疗和饮食的控制，待尿中酮体完全消失后，蛋白质和脂肪的供应量才可以逐步增加。当空腹血糖下降，尿糖减少，酮体转为阴性，酮症酸中毒得到彻底纠正以后，可按重症糖尿病的膳食原则安排患者的膳食。值得注意的是，易于使血糖迅速升高和血脂升高的食物应该不用或少用。

三、糖尿病乳酸酸中毒——乳酸酸中毒跟酮症酸中毒是一回事吗？

肯定不一样。它们的病因、发病机制、治疗等方面均有不同。乳酸酸中毒是一种血液中乳酸堆积而引起患者酸中毒的疾病。乳酸是糖类在体内代谢过程中产生的。正常情况下，身体产生的乳酸量并不大，少量的乳酸对身体无害，还可以作为能量来源在肝脏内被利用再合成葡萄糖，而多余的乳酸可通过肾脏排泄排出体外。这么说，少量的乳酸还是个宝呢！而一旦乳酸生成过多，或出路受阻了，如肾功能不全，不能将乳酸完全排出体外，乳酸便会在体内堆积，结果造成乳酸酸中毒，严重时危及生命！

好好的，怎么就突然糖尿病乳酸酸中毒了呢？

前面说了，乳酸在体内堆积过多，原因有二：一是乳酸生成过度，二是乳酸排泄受阻。具体可能有以下几种情况：

（1）糖尿病患者常有丙酮酸氧化障碍及乳酸代谢缺陷，因此平时就存在高乳酸血症。

（2）当患者处于糖尿病急性并发症，如感染、酮症酸中毒、高血糖高渗状态时，可造成乳酸堆积，诱发乳酸性酸中毒，导致乳酸性酸中毒与酮症酸中毒可同时存在。

（3）糖尿病患者合并有心、肝、肾脏疾病时，可使组织器官灌注不良、出现低氧血症。患者的糖化血红蛋白增多，血红蛋白携氧能力下降，造成局部缺氧引起乳酸生成增加；此外肝肾功能障碍影响乳酸的代谢、转化及排出，进而可加速乳酸性酸中毒的发生。

（4）大量服用双胍类药物，可以增强无氧酵解、抑制肝脏及肌肉对乳酸的摄取，抑制糖异生作用，导致乳酸酸中毒的发生。

糖尿病乳酸酸中毒患者的临床表现有哪些？

糖尿病乳酸性酸中毒发病急，但其症状与体征无特异性，因病因不同而临床表现不同：

（1）轻症表现：乏力、恶心、食欲降低、头昏、嗜睡、呼吸稍深快。

（2）中至重度表现：有恶心、呕吐、头痛、头昏、全身酸软、口唇发绀、呼吸深大（无烂苹果气味）、血压下降、脉弱、心率快，可有脱水表现、意识障碍、四肢反射减弱、肌张力下降、瞳孔扩大、深度昏迷或出现休克。

糖尿病乳酸酸中毒，该怎么办？

糖尿病乳酸性酸中毒病死率极高，应积极预防、尽早发现、早期综合治疗，具体治疗方法如下：

（1）保证氧供，监测生命体征、尿量、血糖、乳酸水平。

（2）补液扩容、纠正脱水：可改善组织灌注，纠正休克，利尿排酸；静滴生理盐水，避免使用含乳酸的制剂。

（3）胰岛素治疗：胰岛素加入葡萄糖液静滴，以减少糖类的无氧酵解，利于血乳酸的消除。

（4）纠正酸中毒：静滴 5% 碳酸氢钠，当 PH > 7.25 时停止输碱，以免发生碱中毒。

（5）血液透析：常用于水钠潴留的患者，可以有效清除体内 H^+、乳酸、药物等。

（6）其他：抗感染、保持电解质平衡、支持治疗等。

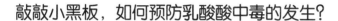

敲敲小黑板，如何预防乳酸酸中毒的发生？

糖尿病乳酸性酸中毒一旦发生，病死率非常高，我们应高度重视其危害性，积极预防，具体措施如下：

（1）在糖尿病治疗中不用苯乙双胍，糖尿病控制不佳者可用胰岛素治疗。

（2）积极治疗各种可诱发乳酸性酸中毒的疾病，如心、肝、肾脏疾病。

（3）糖尿病患者应坚决戒酒，滴酒不沾，并尽量避免使用可能引起乳酸性酸中毒的药物，如双胍类药物中的苯乙双胍。

四、高渗性昏迷

糖尿病高渗性昏迷，究竟是什么？

糖尿病高渗性昏迷多见于中老年患者，以 60 岁以上病情较重的 2 型糖尿病患者居多。约有 2/3 的患者发病时无明显的糖尿病史，起病比较隐匿而缓慢，早期可表现为糖尿病原有的症状逐渐加重，如烦渴、多饮、多尿、乏力，有时还伴有发热，甚至食欲减退、恶心、呕吐，失水渐渐加重。大约经 1~2 天后便会出现神经精神症状，患者出现面部表情迟钝、嗜睡等。经 1 ~ 2 周后逐渐进入昏迷状态，此时患者的神经系统症状表现突出，尤其是运动神经受累较多。可能会出现嗜睡、幻觉、烦躁、定向障碍、偏盲、上肢呈拍打样震颤、癫痫样抽搐（多为局限性发作）等，最后进入昏迷。本病的发病率较低，但病死率高，必须及时诊治。

哪些诱发因素可导致糖尿病高渗性昏迷?

糖尿病高渗性昏迷的诱发原因与糖尿病酮症酸中毒类似。其原因可能为：①停用降糖药，胰岛素用量减少或中断治疗，糖尿病病情加重；②存在感染、手术、外伤等应激状态。上述因素都会产生大量拮抗胰岛素的激素，抑制胰岛素的分泌，导致胰岛素降糖效应减弱，血糖浓度升高。人体在高血糖的环境下会引发失水过多，会使血浆渗透性显著增高。高血糖引起了高渗性利尿，会进一步造成尿糖增多及水、电解质大量丢失，血液更加浓缩，最终引发严重的高渗状态。

糖尿病高渗性昏迷的诊断要点是什么?

患者可有明确的糖尿病病史，多见于老年人，早期出现糖尿病原有症状逐渐加重，严重脱水，如皮肤干燥、弹性差，舌干唇裂，眼球凹陷，血压降低，心率增快；进行性意识障碍，如神志恍惚，定向障碍，幻觉，反应迟钝，甚者嗜睡、昏迷等；中枢神经系统受损，常有痉挛及抽动、不同程度的偏瘫及癫痫样发作。部分患者在原发诱因作用下出现呕吐、腹痛、腹泻、食欲不振等胃肠道症状。实验室检查：血糖大于33.36mmol/L，可达55.5～138.8mmol/L；血钠大于145mmol/L，亦可正常甚而偏低；血酮正常或偏高；血浆渗透压 > 350mOsm/L；尿糖呈强阳性。

为避免漏诊、误诊，争取早期诊断，凡具备上述主要症状、体征、关键性实验室检测指标者，无论有无糖尿病病史，尤其老年者，均应高度考虑本病的可能。

高渗性昏迷的正确治疗方法

高渗性非酮症昏迷的治疗方法如下：

（1）补充液体：因高渗性昏迷伴有严重脱水，因此需大量补液，纠正脱水，以便提高血容量和降低血浆渗透压，补液量及速度还要考虑中心静脉压、血细胞比容、平均每分钟尿量等因素。

（2）胰岛素治疗：要以每小时 4～8U 的速度持续静脉滴注，以降低血糖。注意不能采用皮下注射胰岛素的方式，那将不能稳定地维持血液中胰岛素的有效浓度，且大量的胰岛素迅速进入体内，将会引发低血糖，甚至有引发脑水肿的危险。

（3）补充钾盐：既要防止出现高钾血症，又要保证钾足量，尿少和肾功能障碍者尤其要注意，应进行血钾测定和心电图检查监测血钾水平。

（4）选择性应用抗生素：抗感染或预防感染。

不得不知的糖尿病高渗性昏迷5大祸害

糖尿病高渗性昏迷可引起各种并发症，严重者危及生命，导致死亡。

（1）心血管并发症：补液过度可致心力衰竭；补液不足使休克不易纠正；血钾过低则心脏停搏。

（2）乳酸性酸中毒：由于严重脱水、血容量不足，导致组织缺氧，促使乳酸产生过多、利用减少，而致发生乳酸性酸中毒。

（3）动、静脉栓塞：由于脱水、低血压、血液浓缩、血黏度增加，易形成血栓。

（4）脑水肿：脑脊液内糖水平下降速度比血液慢。血糖如下降过快，使血液和脑脊液之间的渗透压梯度增大，此时脑细胞处于相对高渗状态，易导致水分迅速向脑脊液和脑组织回流而引起脑水肿。

（5）其他并发症：胃扩张、弥散性血管内凝血、肾功能衰竭等。

要命的糖尿病高渗性昏迷，千万别中招！

糖尿病高渗性昏迷患者的病死率是酮症酸中毒的10倍，因此，对此症要有足够的重视，积极预防、尽早发现、及时治疗。首先，应加强对糖尿病知识的宣传，患者平时要注意监测血糖水平，注意观察是否有无症状性糖尿病高渗性昏迷的早期迹象，以免误诊、漏诊。另外，患者也要加强自我保健意识，注意饮食控制和运动锻炼，在医生的指导下用药，一旦出现不适，立即前往医院就诊治疗。

健康生活一点通

尽管糖尿病高渗综合征来势凶险，但并不是不可防、不可治的。只要平时定期监测血糖，适时调整降糖措施，保证补充水分，掌握合理的饮食原则，高渗综合征是可以避免的。

第二节 糖尿病慢性并发症

害人的糖尿病慢性并发症，你了解多少？

糖尿病慢性并发症包括微血管病变（糖尿病眼

病、糖尿病肾病）、大血管病变（糖尿病心血管病变、糖尿病脑血管病变和糖尿病外周血管病变）和神经病变。

（1）大血管并发症：指心血管、脑血管和其他大血管，尤其是下肢血管。严格地讲，糖尿病大血管并发症并不是糖尿病患者所特有的，没有糖尿病的人也可能得心脑血管疾病，只不过是糖尿病患者得病的概率更大，得病较常人比较早、比较重。脑血管病变是糖尿病患者致残或死亡的主要原因，其中堵塞性脑血管疾病最为多见。糖尿病性脑血管病变临床表现为头疼、头晕、四肢麻木，严重者可发生偏瘫甚至威胁生命。糖尿病心血管疾病包括心脏和大血管以及微血管病变，以冠心病最为多见。据调查显示，45 岁以下糖尿病患者死于心脏病变的风险是非糖尿病患者的 10 ~ 20 倍。糖尿病的下肢血管病变主要造成糖尿病足，表现为下肢疼痛及皮肤溃疡，从轻到重依次是间歇跛行、下肢静息痛和足部坏疽。

（2）微血管并发症：主要包括肾脏病变和眼底病变。其中眼底病变是糖尿病患者视力障碍的重要原因之一。而肾脏病变引起的尿毒症是 I 型糖尿病患者死亡的主要原因，患者可有蛋白尿、高血压、水肿等表现，晚期则发生肾功能不全。

（3）神经病变：糖尿病神经并发症是糖尿病所特有的，包括负责感觉器官的感觉神经病变、支配身体活动的运动神经病变、以及司理内脏、血管和内分泌功能的自主神经病变等。神经病变是糖尿病慢性并发症中发病率最高的一种。其中，感觉神经病变表现为疼痛、麻木、感觉过敏等；运动神经病变表现为运动障碍、局部肌肉萎缩；自主神经病变表现为出汗异常、尿失禁或尿潴留，腹泻或便秘、阳痿等。

糖尿病本身并不可怕，可怕的是其带来的并发症。目前，糖尿病并发症所导致的死亡率仅次于心血管病、脑血管病和肿瘤。在糖尿病患者的死因中，有慢性并发症者占 75.6%。因此，重视并及早预防糖尿病并发症，有利于改善糖尿病病情，降低糖尿病病死率和致残率。

你以为血糖正常就可以高枕无忧了吗?

很多糖尿病患者对饮食精打细算，经常运动锻炼，遵守医嘱服药，坚持治疗，平时血糖大多在正常范围，但是随着病程的延长，很不幸，他们还是发生了并发症。而气人的是，有少部分糖尿病患者尽管长时间血糖没有达标，但他们却侥幸逃过了并发症的魔爪。这是很难用糖尿病常识来解释的，目前考虑可能是由于基因遗传的特殊原因。尽管这种好事就像中彩票一样，但是这并不能说糖尿病患者就不用严格控制血糖。

糖尿病并发症发生的因素非常复杂。正常状态下，人体会持续分泌少量基础胰岛素，而进食时便集中分泌一些胰岛素，以降低餐后血糖，使得血糖维持在一定的范围内。但是糖尿病患者往往由于胰岛素不足或胰岛素抵抗，进餐后体内分泌的胰岛素不能达到胰岛素浓度或作用的要求。因此，餐后 2 小时的血糖似乎达标了，但实际上餐后 0.5 小时、45 分钟或 1 小时血糖可能仍然高于正常，这种起伏不定的血糖波动情况，就可能会导致各种微血管和大血管病并发症的发生。事实上，临床上大量案例证明，与血糖控制很差的患者相比，严格控制血糖的糖尿病患者并发症的发生的时间、程度和严重性将大大延缓和减轻。所以，千万别心存侥幸，对血糖控制漫不经心，不然，被糖尿病并发症毁掉下半生，后悔也来不及了！

糖尿病一旦发生并发症，可以逆转吗？

冰冻三尺，非一日之寒。糖尿病患者一旦发生并发症，就不能再完全消除，但是只要中西医结合治疗得当，坚持饮食控制和运动锻炼，其症状可以有一定程度的逆转，可以有效控制并发症的发展速度，提高生活质量。

糖尿病并发症的几大信号，牢记！

（1）来自眼的信号：眼部病变主要是由于血糖长期控制欠佳，对血管和视神经造成损害。视力急剧下降；瞳孔变小而在眼底检查时用扩瞳剂效果不佳；反复眼睑疖肿、眼睑炎、睑缘炎；或见眼外肌麻痹，突然上睑下垂；视物模糊、复视等症状都是糖尿病眼病的预警信号。

（2）来自皮肤的信号：皮肤瘙痒、疖肿、痈及皮肤溃疡、红斑和皮肤破损等，严重者甚至导致局部组织坏死或坏疽，也可见真菌感染，如股癣、手足癣和念珠菌感染导致的甲沟炎。真菌感染容易发生在身体温暖和潮湿的部位（外阴部、乳房下、脚趾间）。上述均常见于肥胖和血糖过高的患者身上，必须引起重视和警惕，切勿自行用药了事。

（3）来自汗的信号：糖尿病患者常出汗，初期患者体质尚可时，常在饭后、运动后出汗；患糖尿病时间较长后，则多见稍微活动就会出汗，或出汗后觉得很疲劳。此类患者小鱼际及手腕部皮肤常潮湿，也容易感冒。

（4）来自便秘的信号：很多老年患者有习惯性便秘，对于大便几日不行，或大便几天干、几天稀，早已司空见惯，总是想着吃点下火的药或者多吃蔬果就会缓解了，殊不知对于糖尿病患者来说，这可能是糖尿病胃肠神经病变找上门了，是自主神经病变、平滑肌变性所致的；如果大便一直是干的，几天一行，也可能是高血糖直接抑制胃肠道蠕动导致的。

（5）来自四肢的信号：多是从足趾开始，经数月或数年逐渐向上发展。症状从很轻的不适感、表浅的"皮痛"到难以忍受的疼痛或深部的"骨痛"。典型的疼痛可为针刺、火烧、压榨或撕裂样疼痛，可能还会有麻木、发冷感，常有蚁行感或麻木感。由于患者温度感丧失、痛觉迟钝而易发生下肢各种创伤和感染。

（6）来自肾的信号：夜尿多，严重影响到睡眠，你还以为只是睡前喝水的关系吗？糖尿病损伤肾小管，肾小管结构和功能失常，导致了夜尿频繁。而需要警惕的是，微量白蛋白尿可能是糖尿病肾病的先兆。如果任其发展，就可能进入临床蛋白尿期。这个时候，肾小球滤过膜已经严重损坏，患者会出现水肿、持续性的高血压等，最终发展到尿毒症，靠透析和换肾维持生命。

健康生活一点通

　　糖尿病肾病走到最后，患者只能依靠透析或者换肾才能活下去。后者更好，但是贵，肾的来源少，而且因为糖尿病这个基础病的存在，就算你换了肾，很有可能很快就会坏掉。

早发现糖尿病并发症，至关重要，必看！

糖尿病慢性并发症是造成本病高病死率、高致残率及高经济负担的主要原因，是糖尿病防治的关键所在。因此糖尿病并发症的检查是非常重要的，只有这样，才能做到早发现、早诊断、早治疗，减轻社会、家庭的经济负担。

（1）心脏及下肢血管检查：对糖尿病患者而言，及时做心电图和心脏超声检查十分必要。常规心电图检查可以发现各种心律失常并了解心肌供血情况。此外，下肢血管超声及造影可以了解有无下肢动脉硬化或狭窄，以便及早发现糖尿病周围血管病变及糖尿病足。

（2）血压检查：糖尿病患者高血压发病率比一般人高 2 ~ 6 倍，糖尿病患者的血压控制理想目标是120/80mmHg 左右。

（3）眼科检查：糖尿病可引起视网膜病变，严重者可失明，糖尿病患者应每年检查一次眼底，以早期排查眼部疾病。

（4）X 线胸片检查：糖尿病患者肺结核发病率比非糖尿病患者高 3 ~ 4 倍，胸部 X 线片可以明确是否同时合并肺结核或肺部感染。如果反复肺部感染或伴有睡觉时出汗，睡醒汗却自动停止等症状，还应做结核菌素试验，以明确诊断。

（5）肝肾功能：许多 2 型糖尿病患者往往同时存在肥胖、血脂紊乱、脂肪肝及肝功能异常，故还应做肝功能和血脂化验、腹部 B 超等检查。肾功能的检查要同尿的检查结合，以判断有无糖尿病肾病。

（6）尿的检查：观察有无尿蛋白、管型等，可反映肾脏受累情况；尿中白细胞增多，表明患者有尿路感染；尿中红细胞增多可能是肾小球硬化、肾小动脉硬化、肾盂肾炎等并发症所致。尿中微量白蛋白和 24 小时尿蛋白定量测定，有助于糖尿病肾病的早期诊断。

（7）神经科检查：用 10g 单尼龙丝进行触觉检查，可以早期发现糖尿病性周围神经病变。另外，做立、卧位时的血压测量，以判定有无直立性低血压。

（8）CT 检查：患者一旦出现手脚不灵便，口角歪斜，喝水呛咳等症状，应做头颅 CT 检查，以便明确有无脑出血或脑梗死。

市面上的"保健品"或"秘方"能治愈糖尿病并发症？别闹了！

目前市场上各种五花八门的"保健品"常常吹嘘，他们的产品可以恢复胰岛功能，终生治愈糖尿病。玩笑开大了！实际上，很多保健品中加了磺脲类的西药成分，有很强的降糖作用，但很容易造成低血糖事件的发生。糖尿病患者用了之后，发现血糖确实有所下降，所以很多患者误以为糖尿病治好了。事实上，目前世界上还没有能根治糖尿病的方案，更别说存在着能修复胰岛功能的保健品了，对于糖尿病患者来说，目前最好的办法就是在专科医生的指导下，通过综合治疗即降糖、调脂、抗凝、降压、减肥、戒烟等措施，来减少糖尿病大血管和微血管并发症发生的可能。糖尿病患者切记不要盲听盲从，随意停止正规治疗，以免贻误病情，过早出现诸多并发症，甚至造成死亡。

对于糖尿病并发症我们就束手无策了吗？

糖尿病并发症是可以预防也是可以治疗的。

第一，俗话说，病从口入。糖尿病患者的确要好好管好自己的这张"嘴"。在饮食上，应注意合理的饮食结构，控制饮食量的摄入，同时兼顾能量的摄入。能量 50%~55% 应来源于主食，20%~30% 来自于蛋白质，10%~20% 来自于脂肪。切勿暴饮暴食，或饿着肚子，以免加重病情。

第二，生命在于运动，糖尿病患者应在医生指导下进行适度运动，根据病情选择散步、健身操、太极拳、游泳、交谊舞等。尤其是太极拳和散步，具有轻松、自然、舒展和柔和的特点，最适合糖尿病患者。

如果散步，最好保证每天半小时到 45 分钟。对于已经发生心脑血管并发症的人，则要注意适量、适度运动，不要选择过于激烈的项目。

第三，药物治疗十分重要，预防糖尿病并发症，尤其是心脑血管疾病，除了健康的生活方式，还要用药物积极控制血糖，实现血糖达标。此外，高血压患者要服药控制血压，高脂血症患者要服药控制血脂。为了预防冠心病，有时还需要加用其他药物。

第四，好的心态是战胜疾病的有力法宝，很多糖尿病患者不愿接受、不能正视自己的病情，采取"鸵鸟"政策，从而延误了治疗时间。患者一定要注意调整自己的心态，以乐观的心情打好糖尿病这场"持久战"。

一、糖尿病视网膜病变

健康生活一点通

睁开眼睛看世界，拥有眼睛才能观看世界、感受世界。而当某天你的视力开始下降，眼前的景象开始变得模糊，到最后甚至失明，什么都看不见了，那是多么恐怖的事情。而糖尿病患者就有可能发生这样的情况。

失明竟是糖尿病惹的祸

"如果不是失明，我根本没想过眼睛跟糖尿病这两个看上去沾不到边的东西，居然其中有这么多复杂的牵连。"

40多岁的李阿姨患糖尿病多年，几天前，她的眼前突然除了一片红光外什么都看不到了。医生检查发现她是糖尿病导致眼底血管病变，造成了视网膜的受损，这才失明了。

什么是糖尿病视网膜病变？

糖尿病视网膜病变是糖尿病最常见的慢性并发症之一，分为非增殖性视网膜病变和增殖性视网膜病变，后者常引起玻璃体积血、牵引性视网膜脱离等，继而导致失明。糖尿病视网膜病变一旦发生，患者的视力会迅速下降，最后可能导致失明，其失明率是普通人的25倍。糖尿病患者，年龄越大，病程越长，视网膜病变发病率越高。因此，糖尿病患者决不能忽视视网膜病变。

健康生活一点通

糖尿病视网膜病变、骤盲白内障、新生血管性青光眼是糖尿病致盲的"三大杀手"，糖尿病患者必须每年检查一次眼底，早发现、早治疗，防止失明。

为什么会患上糖尿病视网膜病变？

糖尿病患者长期处于高血糖或者血糖不稳定的状态时，血液异常成分增多，代谢紊乱，会导致全身大血管和微血管组织异常，功能失调，发生病变。而视网膜微循环的异常就是糖尿病视网膜病变的基础。高血糖会影响视网膜毛细血管内皮细胞的结构，造成损伤，导致血管内的血渗出到视网膜上，同时血管壁结构的损伤还会导致血管的闭塞，使视网膜长期缺血缺氧进而出现组织坏死，从而刺激新生血管的生长，导致反复出血、增殖，最后引起视网膜脱离，导致视力下降甚至失明。糖尿病视网膜病变的发生与糖尿病的病程关系十分密切，病程越长，视网膜病变的发生率也越高，而且病情也越重。

另外，肥胖、高脂血症、吸烟、高血压等危险因素都可能会加重糖尿病视网膜病变。

长出新生血管难道不好吗？

视网膜上的小血管对血糖非常敏感，高血糖会破坏这些小血管的正常结构，导致视网膜缺血缺氧，从而刺激新生血管的生成。但是这些新生血管是彻底的"恶魔"，它们跟正常的血管不一样，没有血管壁的结构，也没有正常血管的功能，还很容易破裂出血，甚至到最后会牵拉视网膜，导致视网膜脱离。

糖尿病视网膜病变这个病可不轻

糖尿病视网膜病变的发生常常是比较隐蔽的，早期除了糖尿病的症状外，一般没有什么眼部的病变表现，但随着病程的发展，可以出现视物模糊、视力下降、甚至失明，有些患者可能有颜色识别能力障碍或者眼内压增高引起的疼痛。如果黄斑区也发生了病变，就会出现视力下降、视物变形等症状。当视网膜血管破裂时，可引起眼前黑影飘动，甚至导致视力严重丧失。

具体可以表现为：①渐进性视力下降：视网膜血管慢性病变，黄斑区水肿进行性改变造成视力下降；②突发性视力下降：由于视网膜血管出血导致，可以表现为玻璃体积血；③视物遮挡：一般是在糖尿病视网膜病变血管栓塞或晚期视网膜脱离的情况下出现。

没有症状，怎么知道自己得了糖尿病视网膜病变？

糖尿病视网膜病变早期阶段没有什么明显的症状，视力也不会受影响，因此患者很有可能被隐匿的视网膜病变"蒙在鼓里"，而一旦出现视力下降或者视物模糊后，病情已经很严重了。所以对于糖尿病视网膜病变，不要等到自己觉得眼睛有问题了才去看医生，一定要定期去医院检查眼底。

最具有客观依据的检查是眼底荧光血管造影和眼底照相，这两种检查是诊断眼底疾病非常有效的手段，能够确诊糖尿病视网膜病变并对其进行分期，对于其严重程度进行判断，尤其对于新生血管的判断非常有帮助。其他如激光扫描眼睛检查、彩色多普勒超声检查等也可以帮助诊断。

糖尿病患者应该多久查一次眼底？

一旦得了糖尿病，就要养成定期检查眼底的习惯，如果等到自己觉得眼睛出现了问题才去就诊，那么很有可能就会错过最佳的治疗时机了。

1 型糖尿病患者发病 5 年内或者在青春期需要首次检查，以后每年检查 1 次；2 型糖尿病患者在首次确诊时就需要进行眼底检查，以后每年检查 1 次；糖尿病妇女在妊娠前需要做全面的眼科检查，在受孕早期，再行检查，以后每 3 个月随访检查 1 次，产后 3 ~ 6 个月内再检查 1 一次。

关于糖尿病视网膜病变，你必须知道的两个分期

糖尿病视网膜病变按照病情的发展，一般可分为非增殖期和增殖期。

糖尿病视网膜病变的国际临床分级标准(2002 年)		
病变严重程度		散瞳眼底检查所见
无明显视网膜病变		无异常
非增殖期（NPDR）	轻度	仅有微动脉瘤
	中度	微动脉瘤,存在轻于重度 NPDR 的表现
	重度	出现下列任何一个改变,但无 PDR 表现： 1. 任一象限中有多于 20 处视网膜内出血； 2. 在两个以上象限有静脉串珠样改变； 3. 在一个以上象限有显著的视网膜内微血管异常
增殖期（PDR）		新生血管形成 / 玻璃体积血 / 视网膜前出血

177

非增殖期视网膜未有明显病变，患者往往无明显不适症状，但是如果此时掉以轻心，任由病情发展，当视网膜病变进入增殖期，后果就不堪设想了。

患了糖尿病视网膜病变，到最后是不是一定会失明?

糖尿病视网膜病变的发生发展是一个缓慢的过程，会慢慢影响视力，如果早期没有及时发现和治疗，一旦从非增殖期进入增殖期，发生视网膜血管的大量出血以及视网膜脱离，或者病变影响到了黄斑，就会严重损伤视力，导致不可逆的失明。同时，如果发生新生血管性青光眼，除了视力受到严重损伤，还会出现眼睛胀痛、头痛等不适，患者会非常痛苦，而且药物和手术治疗都很困难，严重影响生活。但不是说所有的患者都会到这种严重的地步，在糖尿病视网膜病变的早期，如果能够及时发现，进行积极有效的治疗，视网膜病变是可以完全恢复的，就算不能恢复也可以延缓病情的发展。因此应当重视对于糖尿病视网膜病变的诊断和治疗，糖尿病患者一定要定期去做眼底检查，早发现，早治疗，积极预防。

得了糖尿病视网膜病变，是不是无药可医？该如何是好？

目前对于糖尿病视网膜病变还没有完全根治的办法，但大多数糖尿病视网膜病变还是可以对症治疗的，以控制病情的发展和恶化。通过激光治疗和手术治疗，我们能够最大程度地降低中度和重度视力受损的危险性，并且能够使一部分视力丧失的患者恢复部分视力。

控制血糖是治疗糖尿病视网膜病变的根本，它既是预防也是治疗。糖尿病视网膜病变的发生、发展和视力预后都跟血糖的控制情况有很大的关系。如果糖尿病患者长期处于高血糖状态，那么发生糖尿病视网膜病变的概率就会大大增加，而且病变也极有可能发展到增殖期。

根据糖尿病视网膜病变的病情和所处的分期，治疗的方法也不同。对于早期的病变来说，可以通过药物治疗如胰激肽原酶、羟苯磺酸钙等来控制病情的发展。对于重度的非增殖性和增殖性糖尿病视网膜病变来说，确切有效的治疗手段主要是眼底激光光凝、眼内药物注射和玻璃体切除手术。具体选择哪种治疗方法，主要看糖尿病视网膜病变的严重程度以及个体对治疗的反应。

药物治疗仅对早期糖尿病视网膜病变有一定效

果，激光和手术治疗却是治疗中、晚期增殖性糖尿病视网膜病变唯一有效的方法。因此，糖尿病视网膜病变的防治重点是早期诊断、密切随访和适时进行激光光凝治疗。

另外，高血压、高脂血症、吸烟等因素对糖尿病视网膜病变也有一定的影响，所以患者在治疗的同时，还要降压、降脂、戒烟。

中医药治疗糖尿病视网膜病变有效吗？

中医通过辨证论治、综合治疗，对早期糖尿病视网膜病变有一定效果，在促进眼底出血和渗出的吸收、提高视力等方面可起到辅助作用，但它不能治愈视网膜病变，对于晚期的患者效果也不明显。

激光光凝有那么神奇吗？

当糖尿病视网膜病变发展到增殖期，出现新生血管后，药物已经起不到作用了，激光光凝是目前最有效的治疗方法。它通过破坏缺血缺氧的视网膜，使视网膜的耗氧量减少，避免新生血管的生成，并且使新生血管消退，从而达到保护部分视网膜、挽救视力的作用。

并不是所有的糖尿病患者只要一出现视网膜病

变，就要进行激光治疗，因为激光治疗应用不当，也有可能会带来严重的不良反应，而且激光本身对视力也会造成一定的损害，所以一定要把握好激光光凝治疗的时机。

治疗的最好时机是在患者出现自觉症状，如视物模糊、视力下降等时，也就是出现视力减退和晚期并发症之前。这个时候增殖期视网膜病变主要表现是视网膜出现新生血管，玻璃体还没有大量积血，尚能通过瞳孔看清眼底，视网膜对激光光凝治疗的反应还清晰可靠，效果比较好。

健康生活一点通

如果以为做了激光就万事大吉，视网膜病变就治好了，那就错了。如果糖尿病患者手术后放松对血糖的控制，视网膜病变很有可能卷土重来，损害之前幸免的视网膜，眼睛就会再次坏掉。

糖尿病视网膜病变太可怕，积极预防才是王道

血糖控制不佳是糖尿病患者出现各种并发症的根本原因，预防糖尿病视网膜病变发生，应积极治疗糖尿病，将血糖控制在理想水平。因为糖尿病视网膜病

变早期，患者没有什么眼睛的自觉症状，等出现了症状再去医院做检查，明确诊断后，病情已经发展到不可逆转的程度了，所以确诊糖尿病后，就应该定期做眼底检查，做到早发现、早治疗，在视网膜早期病变的时候积极治疗它，不让它恶化发展下去。

上班族护眼 5 大妙招

（1）多吃新鲜蔬菜和水果，增加维生素 C、维生素 E 的摄入。

（2）眼睛与屏幕应保持在 45°视角；避免荧光屏反光或不清晰，电脑不应放置在窗户的对面；环境照明要柔和，避免亮光直接照射到屏幕上造成眼部疲劳。

（3）注意用眼卫生，充分休息。用毛巾热敷可减轻眼部疲劳。

（4）绿茶是糖尿病电脑族最好的饮品。绿茶中的维生素 B1、胡萝卜素等可以转化为维生素 A，以滋养眼睛。

（5）每天接触电脑不超过 8 小时。如有眼部不适应及时就医，切忌自行购买眼药水。

二、糖尿病并发脑血管病

糖尿病会引起中风，还真不是开玩笑！

王大爷得糖尿病有十多年了，血糖一直控制不好，有天晚上他突然就在洗手间晕倒了，一送医院才发现中风了，居然是脑出血！

糖尿病怎么会引起中风呢？

"中风"是中医疾病的范畴，指突然昏厥，不省人事，伴有口眼歪斜，语言不利，半身不遂；或无昏厥而仅有口眼歪斜、半身不遂为主要表现的疾病，即西医的急性脑血管病，包括缺血性和出血性两种。

糖尿病是脑血管病重要的危险因素之一，高血糖导致血管内皮受损，这正是心脑血管病发病的初始环节。血液中长期持续性的高血糖、高血脂会对血管的内皮细胞以及连接细胞的介质造成"侵蚀"，致使血管内皮细胞坏死脱落，细胞间的联结被破坏，血管内皮也就变得不再光滑平整。血液中的血脂、血小板等物质会凝结集聚在内皮受损的部位上，变成了附着在血管壁上的斑块，使动脉血管变硬，并且越来越狭窄，阻碍心脑血液供应，从而引发心脑血管病。

糖尿病脑血管病是什么？严重吗？

糖尿病脑血管病是指糖尿病并发的脑血管病，是在糖、脂肪、蛋白质等一系列代谢紊乱的基础上，所发生的颅内大血管和微血管的病变。按病变性质分为缺血性病变及出血性病变，其中缺血性病变包括短暂性脑缺血发作、脑血栓形成、脑栓塞、腔隙性脑梗死；出血性病变包括脑出血、蛛网膜下腔出血。随着年龄的增长和病程的延长，糖尿病脑血管病发病率增高，且90%以上为缺血性脑血管病，仅少数表现为蛛网膜下腔出血和脑内出血。

据调查，糖尿病患者并发脑血管病的概率是非糖尿病患者的4～10倍，因脑血管病死亡的糖尿病患者占糖尿病患者总死因的10%。因此，糖尿病性脑血管病受到国内外学者越来越多的关注。

中风警报！慎重！

脑血管病发作之前常有以下一些预兆：

（1）突然口眼歪斜，口角流涎，说话不清，吐字困难，失语或语不达意，吞咽困难，一侧肢体乏力或活动不灵活，走路不稳或突然跌倒。这是由于脑血管供血不足、运动神经功能障碍所引起的。

（2）突然出现剧烈的头痛、头晕，甚至恶心呕吐，或头痛、头晕的形式和感觉与往日不同，表现为程度加重，或由间断性变成持续性。这些征兆表示血压有波动或脑功能障碍，是脑出血或蛛网膜下腔出血的预兆。

（3）面、舌、唇或肢体麻木，也有的表现为眼前黑朦或一时看不清东西，以及耳鸣或听力改变。这是由于脑供血不足而影响到脑功能的缘故。

糖尿病并发脑血管病应做哪些相关检查？

针对脑血管疾病的常见检查项目主要包括：经颅多普勒、颈动脉彩超、心电图、眼底检查、血液流变学、血脂七项、超敏 C 反应蛋白（HS-CRP）等。

其中，经颅多普勒超声是一种较新的、成熟的检查方法，它可以无创性地检测颅内外动脉病变，而且具有操作简便、可重复性强、经济实用等特点，也容易被检查者接受。

颈动脉超声检查可为动脉粥样硬化的诊断提供一种无创、简便、重复性好的方法。颈动脉彩超与经颅多普勒检测技术联合应用于临床可以及时准确地观察缺血性脑血管产生的颅内、外血流动力学变化，可以提高颅内、外脑血管疾病的检出率和诊断正确率，为临床选择不同的治疗方法和获得有效的治疗效果提供可靠的、客观的影像学和循环动力学依据。

心电图检查可以初步了解心跳次数，有无早搏（期前收缩）或心房颤动，心肌有无缺血缺氧表现，心脏传导正常与否，有助于初步了解心脏和冠状动脉供血状态。

眼底检查以了解视网膜血管有无早期硬化、充血、渗出等情况，以便窥测脑血管硬化程度。

在化验方面，应常规检验尿液，以了解肾功能，因为高血压和肾动脉硬化者有时可以影响肾功能；红细胞总数的测定可以了解红细胞有无增多情况，常可判断血黏度程度；血糖、血脂（包括胆固醇和甘油三酯）的测定，可以了解血糖和血脂控制情况；血液流变学八项指标，可以了解血液黏稠性、聚集性、凝固性等变化。

已经做了头颅 CT 检查，为什么还要做头颅磁共振成像（MRI）检查？

如何选择这 2 种影像学检查，首先得看患者是因为什么情况才做的检查。一般来说，做头颅 CT 检查有以下几种原因：

第一，以头晕等症状来院就诊，这时一般都会做头颅 CT 检查，因为检查速度快，对脑出血敏感，可直接诊断，但是没有脑出血，就有可能需要做 MRI 检查。因为，脑梗死初期，一般约 48 小时才会在 CT

上显影，而 MRI 检查对早期的梗死极为敏感，及时做 MRI 检查可及时诊断急性甚至是超急性的脑梗死，以便及时应用积极的治疗手段如溶栓等，以最大限度地降低患者致死率、致残率。

第二，一般来说，患者如因突然癫痫发作等急症入院，肯定先做头颅 CT 检查，速度快，做 1 个头颅 CT 检查时间也就一两分钟，做 1 个 MRI 检查要 20 分钟。如果做头颅 CT 检查可能未发现明显的问题，MRI 检查则能发现一些特殊部位的病变。

第三，某些病例需要留院观察数小时到十几小时，为了防止漏诊当时未显像的脑挫裂或因量很小而不显示的出血等，应做头颅 CT 复查。

如何防治糖尿病脑血管病变呢？

预防脑血管病变的发生，就要控制好血糖、血脂和血压，严格控制饮食，既要做到糖尿病饮食，又要低盐低脂、清淡饮食，既要保证适量适度的运动，又要避免剧烈的运动。

血压很重要，那么糖尿病脑血管病患者血压控制在多少为宜？

研究发现，当患者血压水平控制在 140/90mmHg

以下时，可明显减少糖尿病脑血病变的发生，但对于糖尿病肾病高血压患者，降压的目标应更低，以< 130/80mmHg 为宜。血压控制应包括以下方面：

（1）自我监测。对于年龄 ≥ 35 岁者应每年测量血压 1 次；已诊断高血压的患者在血压达标时应每周测量血压 1 ~ 2 次，血压未达标者应每天测量血压 1 次。

（2）非药物措施。包括减重、限盐、减少脂肪摄入、增加及保持适当运动、保持乐观心态、戒烟、限酒等。

（3）药物治疗。已诊断为高血压的患者应在正规医院医生的指导下长期、规律口服降压药物。

中风了，可以行针灸治疗吗？

用针灸治疗脑血管病是临床常用的治疗方法，无论对口眼歪斜、言语不利、四肢活动不利等都有较好的疗效。但是，糖尿病脑血管病的患者可能会存在易于感染的因素，在治疗过程中要注意消毒及个人卫生，不建议到消毒措施不完善的小诊所扎针，以免出现感染。

需要提醒大家的是，中风毕竟是重症，针灸作为重要的治疗手段之一，对于患者的康复有帮助，但在急性期抢救时，及时的溶栓治疗仍是首选措施。同时，针灸治疗起效也需要一定时间，不可能像其他一些疾病（如腰腿痛）那样一针见效，患者除了要有耐心、配合医生以外，也要注意选择有经验的专业医生，以免治疗走弯路，耽误了重要的治疗时机。

三、糖尿病周围血管病变

医生给我行足部检查时，经常说趺阳脉弱，这是怎么回事？

医生给糖尿病患者行足部检查时，经常会摸患者的足背动脉，有时会说"足背动脉搏动还行"，有时会说"足背动脉搏动弱"或"趺阳脉弱"。"趺阳脉"其实是中医的检查说法，即为西医所说的"足背动脉"。

糖尿病足部检查是糖尿病专科医生在临床中常常进行的一项检查。通过足部检查，可以早期发现周围血管病变和周围神经病变。而作为糖尿病患者而言，足部自我检查也是非常必要的，患者可以经常摸摸自己脚的温度、脉搏跳动情况，如果发现异常，应及时就医，明确诊断。

糖尿病外周血管病变主要累及哪些血管？

糖尿病外周血管病变是糖尿病重要的并发症之

一，其发病率、致残率都很高，近年来已引起社会的广泛关注。糖尿病外周血管病变主要累及下肢动脉、颈动脉、上肢动脉等，但主要以下肢为主的外周大、中、小动脉粥样硬化和微血管病变为主，并伴有周围神经病变。如果发生在下肢，则易引起下肢的缺血、缺氧，甚至坏疽、感染等疾病，这是糖尿病患者致残的主要原因之一。

为什么糖尿病患者容易发生外周血管病变？

主要有以下几个方面的原因：

（1）高血糖时血红蛋白与葡萄糖结合形成糖化血红蛋白，这不仅使血红蛋白携氧能力下降，而且使得氧与血红蛋白的解离困难，从而导致组织缺氧、血管内皮损伤、动脉平滑肌增生。再加上糖尿病常伴有高脂血症，因此更容易发生动脉粥样硬化。

（2）高血糖状态下，葡萄糖与微血管基底膜上的胶原蛋白发生糖化后，基底膜通透性增加，血浆中的蛋白质渗透到血管外，形成蛋白在血管壁外的沉积，导致微血管基底膜增厚，血管闭塞。由于微血管内皮损伤，使血管壁变薄，在血管内压力作用下，血管壁局限性膨出形成微血管瘤。微血管瘤容易破裂出血。微血管内皮损伤，血管内膜粗糙，再加上血黏度增高容易形成微血栓。

（3）糖尿病患者外周血管病变除了与长期高血糖有关外，还与其他许多危险因素如年龄、病程、吸烟史、高血压、高脂血症、微量蛋白尿相关。其中年龄、病程、吸烟、高脂血症及微量蛋白尿被认为是2型糖尿病外周血管病变的独立危险因素。

糖尿病血管性疼痛有何表现？

（1）间歇性跛行：是糖尿病下肢血管病变的早期症状。其特点是步行一定距离后出现下肢疼痛，经休息后症状可缓解。跛行症状的出现与行走速度、距离呈正相关。

（2）静息痛：临床表现由间歇性跛行发展为下肢在静止休息时缺血性疼痛，多于夜间睡眠时发作，下肢下垂时疼痛可以缓解或减轻。这通常意味着下肢有严重的末梢血管循环不良，下肢血管缺血逐渐加重。

（3）缺血性坏疽：多数患者坏疽的发生是缓慢的，但亦可突然发生。表现为疼痛剧烈，与动脉因急性栓塞引起血液循环突然阻断的症状相同。坏疽的好发部位是足趾及足跟，缺血较重，且易继发感染。足趾和足跟的坏疽常常并存。这种因缺血而逐渐发生的坏疽很难治愈。

糖尿病神经性疼痛与糖尿病血管性疼痛有何区别？

糖尿病神经性疼痛多呈对称性，下肢较上肢多见。表现为皮肤麻木、疼痛、瘙痒、感觉过敏。其中以麻木多见，常表现在肢体远端，呈对称性、袜套样感觉，走路时足底有踩棉花感。疼痛为自发性灼痛、电击痛，夜间、寒冷或摩擦可使疼痛加重，可表现为坐骨神经痛、三叉神经痛等。

怎样筛查糖尿病下肢血管病变？

下肢血管病变的筛查可以通过踝肱指数（ankle brachial index，ABI）筛查，还可以行下肢动脉彩超检查，查看动脉粥样斑块的情况。

一般来说，对于年龄 > 50 岁的糖尿病患者都应测 ABI 筛查下肢血管病变。ABI 筛查是血管外科最常用、最简单的一种检查方法，通过测量踝部胫后动脉或胫前动脉以及肱动脉的收缩压，得到踝部动脉压与肱动脉压之间的比值。正常人休息时踝肱指数的范围为 0.9 ~ 1.3，低于 0.8 预示着中度疾病，低于 0.5 预示着重度疾病。间歇性跛行的患者踝肱指数多在 0.35 ~ 0.9 之间，而静息痛的患者踝肱指数常低于 0.4，一般认为这样的患者若不积极治疗，将可能面临截肢的危险。踝肱指数大于 1.3 则提示血管壁钙化以及血管失去收缩功能，同样也反映严重的周围血管疾病。

ABI 高，就一定不是外周血管病变吗？

一般情况下，踝肱指数能大致反映下肢动脉的狭窄程度，但对糖尿病、严重下肢动脉硬化患者而言，他们的动脉壁广泛钙化，当气袖内压力超过动脉压时仍不能关闭管腔，所测得的压力明显增高，踝肱指数也会相应增高甚至正常，出现假象，即"假性高压"。某些患者同时并发上肢动脉病变，肱动脉压可能降低，也导致踝肱指数增高甚至正常。

糖尿病患者下肢出现皮肤发暗或者青灰色是怎么回事？

糖尿病患者常常在洗脚时发现足部皮肤发暗，甚至呈青灰色，有时泡脚后足部还会发胀，这是为什么？这是糖尿病外周血管病变的影响，当下肢大动脉血管硬化、狭窄或闭塞时，也存在足部小血管和毛细血管病变，不仅会使局部血液循环障碍，还会导致局部血液供应较差，足部血氧饱和度较低，因此就会导致皮肤颜色较暗。而由于血管病变、神经病变等原因，足部肌肉萎缩、肌力下降时，会出现静脉血流障碍。而经过浸泡以后局部血管扩张，足部的血液不能得到及时转运，就会出现局部血液淤积，出现脚胀的现象。

因此，糖尿病患者一定要注意，洗脚水的水温一定不要过高，否则洗脚后反而会出现脚胀、脚痛等症状。足部皮肤发暗再进一步发展，还可能见到足尖部皮肤发黑、变硬，这时就形成干性坏疽了，那就很棘手了！

糖尿病周围血管病变该如何治疗？

目前，临床上对糖尿病周围血管病的治疗主要有以下几种方法：①内科保守治疗；②外科血管重建手术治疗；③放射介入治疗；④基因治疗及干细胞移植；⑤截肢术。

1. 内科保守治疗

主要是药物治疗，主要作用是选择性扩张下肢动脉，改善微循环，抑制血小板聚集及加速代谢产物的排除。结合中医的活血化瘀治疗，有望协助建立侧支循环，可起到暂时缓解的作用，但对大血管的病变和完全闭塞者效果不佳，并不能阻止病变的进程。因此应同时严格控制血糖，降低血脂。

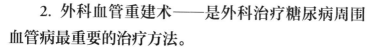

2. 外科血管重建术——是外科治疗糖尿病周围血管病最重要的治疗方法。

（1）血管替代物的选择：可选择的血管替代材料很多，但有条件者尽量应用自体静脉，其次是微孔聚四氟乙烯人工血管，涤纶和真丝人工血管不适合关节的手术，其他血管替代物很少应用。

（2）手术适应证：对狭窄或阻塞的大中小动脉，只要远端血运尚可，都应积极进行血管重建手术，努力避免截肢或尽量降低截肢平面，最大程度地提高患者生活质量。

糖尿病周围血管病变的患者可以按摩吗？

当然可以，局部按摩可以促进其血液循环，活血通络。患者在咨询专科医生的意见后，自己在家里就可以进行一些简单的按摩，例如，双手从大腿内根部往下推到脚踝部，然后从足后跟往上回推，每次5～10分钟，每分钟60次左右，有助于促进血液循环。

四、别让糖尿病夺走你的"性"福——糖尿病性功能障碍

刚过30岁的小王年轻力壮，却在1年前查出得了糖尿病，但他正处于事业的上升期，没时间控制饮

食和加强运动，也未进行系统治疗。渐渐地，他发现自己每次性生活时都力不从心，才想着要去医院检查，结果一查发现是勃起功能障碍，好好的，怎么突然就这样了？！

糖尿病怎么就会突然勃起功能障碍了？

勃起功能障碍（简称 ED）是糖尿病患者比较常见的慢性并发症之一，而引起糖尿病 ED 主要有以下4 大原因：

1. 高血糖

长期高血糖的影响，糖代谢失调以及维生素代谢紊乱，致使神经系统功能受到影响，神经传导受阻，从而降低性兴奋性，这也是糖尿病患者性功能障碍的原因之一。

2. 高脂血症

高脂血症可影响血管，使之出现动脉粥样硬化，一旦波及阴茎动脉，便会使血管狭窄，供应血量锐减，从而诱发勃起功能障碍的出现。

3. 性激素分泌异常

糖尿病患者由于全身新陈代谢失调，性激素的分泌也将受到影响，引起性功能减退，这也是糖尿病患者勃起功能障碍的原因。

4. 其他因素

糖尿病患者发生了阳痿，不全是糖尿病所引起的，有些糖尿病患者，因为疾病引起的精神紧张，思想压力很大，生怕爱人会厌恶，心理压力过大也会造成阳痿。

糖尿病合并勃起功能障碍该如何是好？

心理治疗对糖尿病性功能障碍是很重要的，性功能障碍患者的心理压力往往很大，往往不去正规医院就诊、不采用正规方法治疗；而是到处找秘方、游医胡乱治疗，结果越治越坏，因此糖尿病患者若合并性功能障碍，一旦发现该病的症状，切勿去非法游医处求医，应及时到正规医院就诊，不要延误病情而错过了治疗的最佳时机，导致病情恶化引发其他的疾病，那样，损失的不仅是金钱，更可能是健康。另外，患者的伴侣应该给予他们更多的关心，和对方就性问题展开坦诚、相互尊重和理解的交流，千万不要一味指责、挖苦、讽刺、羞辱对方，这样只能造成恶性循环。

同时，该类患者除平时结合糖尿病患者的饮食外，还可适当多食海虾、麻雀肉、泥鳅、黄花鱼、甲鱼、兔肉、韭菜、驴肉、核桃、芝麻、黑豆等，以助性功能的恢复。

健康生活一点通

性生活也是一种体力活动，血糖会伴随着体力的消耗而下降，因此，女性糖尿病患者，特别是应用胰岛素治疗的患者，房事时应注意预防低血糖的发生，准备行房，患者应事先将当天应注射的胰岛素酌情减量。

五、糖尿病神经病变

什么是糖尿病神经病变？

糖尿病神经病变属于糖尿病较为常见的慢性并发症之一，其病变主要累及中枢神经和周围神经。其中远端感觉神经病变是最常见的，占一半以上，感觉障碍是它的特征表现。

为什么会得糖尿病神经病变？

糖尿病神经病变的病因和发病机制还不是很清楚，说法纷纭，但归根结底可能还是因为患者长期处于血糖高的状态，体内代谢出现紊乱、微血管发生病变，导致神经缺血、缺氧，从而造成损害。由此也提示我们，如果将血糖控制好的话，是有可能避免发生

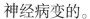

神经病变的。

糖尿病神经病变有哪几种?

糖尿病神经病变的分类方法有很多，目前国际上也没有统一的分类标准。根据其临床表现，大致上可以分成以下这四种：

（1）糖尿病周围神经病变：周围神经分为感觉神经和运动神经。

（2）糖尿病中枢神经病变：主要是指大脑、脊髓的病变。有研究表明，糖尿病会损伤中枢神经系统，造成患者的认知能力障碍，表现为学习能力变差、记忆力下降、甚至老年痴呆等。

（3）糖尿病自主神经病变：自主神经也叫植物神经，它们分布在全身各处，掌管着呼吸、血压、心跳、消化、排泄等生理功能，以维持人的基本生命活动。

（4）糖尿病颅神经病变：主要影响动眼神经和展神经。

糖尿病神经病变严重吗?

这得看患者的神经病变具体属于哪一种，发生病变的神经不同，出现的症状也就不同，对患者产生的危害也就不同。如果患者心血管系统的自主神经发生病变，可能会发生心律失常、心力衰竭，甚至可能猝死；如果患者出现周围神经病变，导致感觉障碍，肢体的感觉减退甚至消失，对外界的冷、热、痛的刺激没有反应，这就很危险了。临床上曾经见过一个患者，打火机掉进了他的鞋子里，他却完全感觉不到异样，就这么穿着在外面走了 2 小时，回来后发现脚上已经磨出了一个大洞，形成了溃疡，伤口一直都没办法愈合，你说可不可怕？

糖尿病周围神经病变到底有多可怕？

糖尿病周围神经病变最主要的表现是四肢对称性的疼痛和感觉异常，特别是双下肢，痛可以有针刺样的痛、火烧一样的痛、电击一样的痛，甚至可以出现截肢一般的剧痛，疼痛在夜间或者人疲劳、兴奋的时候会加重。感觉异常可以有麻木感、蚂蚁爬行感、灼热感、触电样的感觉，从脚趾上行到膝盖部位，呈手套样或者袜套样的分布，随着病情的发展，感觉会减退甚至消失。而当运动神经发生病变时，会出现运动障碍、肌无力、肌萎缩等症状。这些都严重影响了患者的生活和工作，给患者带来了痛苦的负担。

有些人可能一开始的时候并没有留意自己的血糖，也没有典型的糖尿病症状，只是手脚有点麻、有点痛，去医院检查后才发现自己得了糖尿病，而这个时候糖尿病的病变可能已经影响到周围神经了，如果不积极治疗，周围神经的损害会越来越严重，患者的手脚或者身体都有可能瘫痪。

突然变了一个人，小心糖尿病中枢神经病变来了！

糖尿病患者长期处于高血糖状态，导致中枢神经发生损害，造成糖尿病中枢神经病变。也存在一种情况是患者由于自身的原因或者用药不当，总是反复出现低血糖，造成大脑供能不足，久而久之大脑就发生损害了。

大脑是人体的"司令部"，要是这个地方出现了问题，可表现为认知功能障碍和行为缺陷，也可出现焦虑、烦躁易怒、情绪波动大、记忆力下降、注意力不集中等症状。假设一个人得了糖尿病中枢神经病变，原本是兢兢业业的一个人，工作上变得丢三落四，生活中经常恍惚走神，跟变了个人似的，可想而知，这有多严重多可怕。

糖尿病自主神经病变又是怎样一回事？

糖尿病导致的自主神经病变在临床上的表现各种

各样，主要是消化系统、心血管系统、泌尿生殖系统的功能出现障碍。

（1）消化系统：最为常见，主要表现为便秘、上腹胀、嗳气、消化不良等，严重者表现为顽固性便秘或腹泻，或者腹泻与便秘交替，甚至有可能大便失禁，造成脱水、电解质平衡紊乱，也可能会影响到食管功能，导致吞咽困难、胸部不适等。

（2）心血管系统：当心血管系统的自主神经受到损害后，患者会出现心律失常，安静的时候心跳会加快，运动的时候反而不会增加，导致运动的时候心脏供血不足，出现严重的心慌、气短、头晕、低血压。晚期的时候会出现直立性低血压，即患者从躺着变成站着时，血压会下降，患者感到头晕，容易晕倒。最严重的是由无痛性心肌梗死引起的心律失常、心力衰竭，患者有可能猝死。

（3）泌尿生殖系统：最主要的表现是患者发现自己小便少了，甚至排不出尿来，可能是出现了早期的糖尿病膀胱病变，导致膀胱感觉的消失，虽然膀胱内有大量的尿，却毫无尿意；膀胱的收缩力也减弱，患者表现为尿无力，即小便次数多但每次的量不多。到了晚期，可能会出现尿失禁，容易合并尿路感染。当病变影响到生殖系统时，男性的性欲会减退、勃起障碍，女性则主要表现为月经紊乱、性冷淡等。

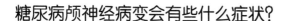

糖尿病颅神经病变会有些什么症状？

主要影响动眼神经和展神经，可出现上眼睑下垂、两侧瞳孔不一样大、看东西有叠影、听力减退、口眼歪斜等主要症状。

糖尿病神经病变是怎么诊断的？

糖尿病神经病变的主要诊断要点如下：

（1）有糖尿病病史或诊断糖尿病的证据。

（2）出现感觉、运动或自主神经病变的临床表现。

（3）结合实验室检查：神经电生理检查及其他自主神经病变检查。

（4）排除非糖尿病神经病变：因为糖尿病神经病变的临床表现、实验室检查都缺乏特异性，其他原因引起的代谢性神经病也都有可能出现类似的表现和体征，所以要排除非糖尿病神经病变的可能。

得了糖尿病神经病变后要如何治疗？

当确诊为糖尿病神经病变，就应该及早进行治疗，以防止病情进展、恶化，出现严重的后果。

（1）最重要的任务就是要积极控制血糖。血糖控制稳定，能够减轻症状，延缓糖尿病神经病变发展的速度。如果患者通过饮食控制、运动锻炼、口服降糖药后血糖仍然控制不好，就要及时使用胰岛素。胰岛素不但能降血糖，而且能营养神经，对疼痛性的神经病变有良好的治疗作用。

（2）从糖尿病神经病变发病机制入手治疗。一是抗氧化，如硫辛酸；二是改善神经营养，如甲钴胺；三是改善神经微循环，主要使用血管扩张药，如血管紧张素转换酶抑制剂，抗血小板聚集的药物，如阿司匹林，也可以使用一些活血化瘀的中药、中成药、针剂；四是抑制醛糖还原酶，如依帕司他。

（3）对症支持治疗。可根据患者的症状不同，对应使用抗抑郁、抗惊厥、阿片类等药物。

（4）自主神经病变的治疗。直立性低血压：患者站起来的时候动作要慢，也可以穿弹力袜，增加血容量以避免头晕、昏倒；病情较重者，可能还需要药物的治疗。胃轻瘫：少食多餐，联合药物（多潘立酮、甲氧氯普胺等）是目前治疗糖尿病胃轻瘫的标准方法。尿潴留：可对下腹进行热敷或者按摩，尽量排空残余的尿。

糖尿病神经病变怎么预防？

（1）一般治疗：控制血糖、血脂、血压。

（2）定期进行筛查及病情评价随访：应该在诊断糖尿病后至少每年进行一次糖尿病神经病变检查；对于糖尿病病史长的或合并有眼底病变、肾病等微血管并发症的患者，应该每隔 3～6 个月进行复查一次。

（3）加强足部护理：所有患周围神经病变的患者都应接受足部护理的教育，以降低发生足部溃疡的概率。

有些糖尿病患者会出很多汗，有些却不出汗，这是怎么回事？

有些糖尿病患者非常容易出汗，有些患者汗很少或者没有汗；有些患者可能上半身有汗，下半身没汗；有些患者左边身体有汗，右边没有，这些异常的出汗情况，其实也是糖尿病自主神经病变导致的。西医学对这种情况并没有什么好办法，也没有什么特效药，但是中医在这方面大有作为，通过望闻问切和正确的辨证施治，使患者的出汗异常得到改善。

中医认为糖尿病神经病变是怎么形成和治疗的？

本病属中医"麻木""血痹""痛证""萎证"等疾病的范畴。在中医看来，糖尿病患者多是阴虚体质。什么是阴虚呢？阴虚的人有个很典型的症状就是瘦。很多糖尿病的患者吃多喝多，却越来越消瘦，中医认为这些患者是阴虚的。而我们常说，阴虚的人容易上火，阴虚的人火比较旺。这又是什么意思？有句古话叫"水浅藏不住真龙"，正常情况下，人体的火就像龙潜藏在深沉的大海里，而一旦阴虚了，就相当于是海水变得贫乏了，水越来越浅，龙再也藏不住了，就出现了一派上火的症状。而我们都知道，火可以煎熬水，就像煮水一样，水沸腾的时候，会蒸发很多小水珠。同样，火旺可以把我们体内正常的精华水煎熬变稠，形成中医说的痰浊、瘀血等病理产物，这些脏东西在我们体内停留，或留在血管里，或留在神经分布的地方，阻塞了正常的气血的流通，这就造成了我们的各种不适。

在治疗上，对于糖尿病患者来说，最重要的还是控制血糖，中医药在控制血糖方面远比不上西医西药，但在预防和治疗糖尿病的并发症方面还是有一定优势的。对于已经发生了糖尿病神经病变的患者，在使用西医治疗的同时，加用中医药的思路，能起到改善神经功能的作用的。

（1）辨证选择口服中药汤剂、中成药。

气虚血瘀证：这种患者较常见的是长得胖，但是走路是拖着走的，脚步都迈不开，一活动就觉得很累，这是气虚的表现，他的嘴巴一圈看上去颜色比较深，一看舌头，舌头有点胖，有点暗，舌头上面可以有小瘀点。这个时候，我们采用补气活血，化瘀通痹的治法，一般推荐方药：补阳还五汤加减，可用生黄芪、当归尾、赤芍、川芎、地龙、桃仁、红花、枳壳、川牛膝等。

寒凝血瘀证：这种患者比较多见于大雪天出去冻着了，手脚总是冰凉的，嘴唇和脸色都比较青紫，疼痛多发作在晚上，深夜常常疼痛得厉害。这个时候我们考虑用温经散寒、通络止痛的治法，一般推荐方药：芍药甘草汤合桃红四物汤加减，可用生白芍、炙甘草、干地黄、当归、川芎、川木瓜、怀牛膝、炒枳壳等。

阴虚血瘀证：这种患者往往比较消瘦，容易上火，平时口渴，想喝水却又喝不了多少，我们多用滋阴活血，柔筋缓急的治法，推荐方药：当归四逆汤加减，可用当归、赤芍、桂枝、细辛、通草、干姜、制乳香、制没药、制川乌（先煎）、甘草等。

痰瘀阻络证：这种患者一般体型较胖，精神状态较差，可能伴有抑郁、发狂的问题，这个时候我们使用化痰活血，宣痹通络的治法，推荐方药：指迷茯苓丸合活络效灵丹加减，可用茯苓、姜半夏、枳壳、生薏仁、当归、丹参、制乳香、制没药、苍术、川芎、陈皮、生甘草等。

肝肾亏虚证：这种患者多见于房事过多的、长期熬夜的、生育次数较多的人，经常觉得腰疼腿痛，平时记忆力较差，晚上睡不好，有的还会有耳鸣。我们一般采用滋补肝肾，填髓充肉的治法，推荐方药：补骨丸加减，可用龟板、黄柏、知母、熟地黄、山萸肉、白芍、锁阳、牛膝、当归、枳壳等。

（2）熏洗法：适用于各种证型，对寒凝血瘀证尤为适宜。可选用腿浴治疗器和足疗仪、智能型中药熏蒸汽自控治疗仪等。

（3）针灸法：适用于各种证型，依"盛则泻之，虚则补之，热则疾之，寒则留之，陷下则灸之"的基本理论原则，分型施治。包括体针、耳针、电针等。根据病情需要和临床症状，可选用以下设备：多功能艾灸仪、数码经络导平治疗仪、针刺手法针灸仪、特定电磁波治疗仪及智能通络治疗仪等。

（4）按摩疗法：适用于各种证型。

（5）离子导入治疗：适用于各种证型，对气虚血瘀证、寒凝血瘀证疗效尤为显著。可用川乌、草乌、透骨草、白芥子、鸡血藤、赤芍、川牛膝、元胡、红花等中药水煎浓缩，所取的药液行中频离子导入治疗。

六、你离糖尿病胃肠病变还有多远？

王大叔 3 年前发现自己得了糖尿病，他一直爱吃爱喝，很难管住自己的嘴，血糖控制一直不好，结果这 1 个月来，他突然觉得没胃口，吃不下东西，肚子胀，恶心想吐，他还以为是自己吃坏了东西，但是最近症状越来越重了，他赶紧来医院问医生，医生经过详细检查排除了胃肠疾病的可能后告诉他，有可能是胃肠神经受到了损伤。

糖尿病胃肠病变到底是怎么回事？

当胃肠道的自主神经受到损害后，就会产生一系列的症状，如腹胀、食欲减退、便秘或者腹泻等，这就叫作糖尿病胃肠病变，它其实也属于糖尿病神经病变的一种。

糖尿病胃肠病变大致可以分为两类，一种是胃肠自主神经病变后导致胃动力瘫痪，以致胃排空延迟，叫作"胃轻瘫"，本来胃口大开的糖尿病患者突然某段时间里食欲就开始不行了，胃口差吃不下东西，还会恶心呕吐；一种是糖尿病性便秘腹泻，患者要不总是腹泻，大便稀，一天好几次甚至十几次，要不就总是便秘，大便干燥，好几天一次，而且费力，一蹲就要好久。这是非常难控制的糖尿病合并症之一，给患者身心和生活造成很大痛苦。根据临床资料统计，几乎 50%~70% 的糖尿病患者合并有胃肠功能紊乱。目前为止，糖尿病胃肠病变的确切原因还不是完全清楚，可能与糖尿病神经病变、高血糖及代谢紊乱、血清胃肠激素异常、微血管病变、幽门螺杆菌感染、精神心理因素等有关。据统计，胃病严重程度与血糖控制情况成正相关。当患者的血糖控制欠佳时，胃病症状就更加明显，血糖浓度过高会引起胃动力异常和胃排空紊乱，进而引发胃痛、便秘、恶心、呕吐等症状。所以糖尿病患者一定要积极控制好血糖。

糖尿病胃肠病变是如何折腾我们的？

目前临床上有关胃肠自主神经病变的研究较少，其主要表现有以下几个方面：

（1）食管呈低张状态，原发性蠕动减弱或消失，排空延迟，收缩力减退。此时患者一般无症状，严重时偶有吞咽困难。

（2）胃张力低下，胃扩张及胃蠕动减弱。多数人无症状，少数患者因胃张力减低，胃内容物排空迟缓，以致胃扩张，出现上腹不适，食欲减退，食后腹胀，甚则恶心呕吐。

（3）便秘与腹泻。由于高血糖会导致身体脱水，所以胃肠道对水分的吸收增加，同时患者的大肠动力由于神经病变而降低，导致糖尿病患者很容易便秘，它通常是间歇性的，可以与腹泻交替出现。也有少数患者发生腹泻，每日数次至 20 余次，大便跟水一样，无脓血，做大便培养这些检查也没有感染，这种腹泻大多时候出现在吃饭后、睡觉前、凌晨，严重的患者甚至会大便失禁，常伴有自主神经病变的其他症状，如出汗异常、尿失禁及尿潴留等。

健康生活一点通

糖尿病患者中老年人较多，老年人有个特点，即身体失水后口渴感不如年轻人明显，因此更应该及时主动地补充水分。

4 个办法教你判断糖尿病胃肠神经病变

关于糖尿病胃肠病的诊断，可以通过以下四种办法：

①食管钡餐、食管镜检查、胃肠活动的测定及生物电阻抗等。②糖尿病史及临床主要表现如食欲变差、便秘和腹泻交替发作等。③对可疑的糖尿病念珠菌性食管炎者可作咽部分泌物霉菌培养。④排除因焦虑、抑郁等精神因素引起的症状。

让人唯恐避之不及的糖尿病胃肠病变，如何防治才好？

对于糖尿病患者来说，首要任务就是要严格控制好血糖。在饮食上，要合理多吃一些水果、蔬菜，适量减少主食摄入，多饮水，可促进肠道蠕动、松软粪便。老年人要注意养成定时排便的习惯，以建立排便的条件反射，最好是每天早饭后 20 分钟，如厕时不要看书报，放松精神。同时适当加强体育锻炼，如饭后顺时针按揉小腹，还可做收腹提肛运动，以增强肠蠕动。下面具体列举一些疾病的治疗方案。

（1）针对糖尿病性食管病变的治疗：控制糖尿病进展的同时给予营养神经的药物如小牛血去蛋白提取物（爱维治）、甲钴胺（弥可保）等。有胃灼痛者可使用氢氧化铝凝胶等抗酸药，有吞咽困难者可使用甲氧氯普胺（胃复安）或多潘立酮（吗丁啉）、西沙必利、莫沙必利。对于细菌培养阳性的念珠菌性食管炎可选用酮康唑或氟康唑等治疗。

（2）针对糖尿病胃轻瘫的治疗：低脂饮食，少量多次进食；可用胃排空药物如甲氧氯普胺（胃复安）、西沙必利或莫沙必利等；营养神经药物如 B 族维生素、维生素 E、爱维治、弥可保等；改善微循环药物如山莨菪碱（654-2）；同时可以应用活血化瘀药，如复方丹参片等。

（3）针对糖尿病性肠病的治疗主要分成两方面：糖尿病性腹泻和糖尿病性便秘的治疗。糖尿病性腹泻的治疗主要是在控制血糖的基础上，改善自主神经功能如 B 族维生素；同时对症治疗，用止泻药物如复方地芬诺酯、十六角蒙脱石（思密达）等；胃肠动力药可用甲氧氯普安（胃复安），西沙比利等；抗生素如甲硝唑等；脂肪泻的患者则予消胆胺、胰酶制剂等；生长抑素类似物如善得定等。而对于糖尿病性便秘的治疗主要是注意饮食，如高纤维膳食，或酌用泻药；临床证明，西沙比利与多潘立酮合用对顽固性便秘可获得良好疗效。

中医药治疗糖尿病胃肠病变，不是说说而已！

对于糖尿病并发症的患者来说，最首要的任务还是控制血糖，中医主要是通过中药、针灸、按摩、穴位注射、埋线等方法，来弥补西药长期使用产生的耐药性、副作用明显以及停药复发率高等缺陷，且能改善血糖控制情况，调节代谢紊乱。但中医不是万能的，有时效果不如西药立竿见影，且服药不便。

在中医看来，本病属中医消渴并发的"痞满""胃缓""呕吐""腹胀""泄泻""洞泄""五更泄"等疾病范畴。其病因病机为素体脾虚胃强或肝郁脾虚，糖尿病迁延日久，耗气伤阴，五脏受损，夹痰、热、郁、瘀等致病。另外由于糖尿病失治误治，过用苦寒或温补滋腻之品损伤脾胃、大肠功能，导致本病迁延难治。其中内因是素患消渴病导致脾胃肝肾功能失和，外因主要是不良饮食习惯与七情不畅。本病糖尿病病史较长，据中医"久病必虚"理论，本病的基本病机以中气虚衰、升降失和为主，其本为脾胃虚弱，运化无力，其标为食积、气滞、痰凝、血瘀阻滞，致使胃肠通降、传导失司，而成虚实夹杂之证。

（1）辨证选择口服中药汤剂、中成药：中华中医药学会2007年发布的《糖尿病中医防治指南》中将糖尿病胃肠病分为糖尿病性痞满、糖尿病性腹泻、糖尿病性便秘。其中糖尿病性痞满分为肝胃不和证和脾虚湿阻证，方药分别用柴胡疏肝散加减和六君子汤加减；糖尿病性腹泻分为肝脾不和证和脾胃虚弱证，方药分别为痛泻要方加减和参苓白术散加减；糖尿病性便秘分为气虚便秘和阴虚肠燥便秘，方药分别用黄芪汤加减和增液承气汤加减。

（2）灌肠法：灌肠治疗糖尿病肠病可使药物直达病所，提高药物利用率，减少副作用，缩短病程。

（3）针灸法：适用于各种证型，包括电针、埋线等。针灸治疗糖尿病胃肠功能紊乱，主要立足于辨证论治，从整体出发，标本兼治，多从和胃降逆、健脾消积、温阳益肾、升清降浊等法则选取穴位，以增强胃张力、增加胃排空。临床治疗多取脾经和胃经验穴，中脘作为胃之募穴，内关、公孙作为八脉交会穴，主治胃、心、胸疾患，也往往被选用。现代研究表明，针刺对胃肠运动有良性的双相调节作用。

（4）按摩疗法：适用于各种证型。

（5）其他疗法：另外，临床也有散在报道应用中药外敷穴位、穴位注射、激光照射穴位等方法治疗本病。

七、关爱自己，从"心"开始——糖尿病心脏病变

糖尿病患者一定会患心脏病吗？

糖尿病患者发生心血管疾病的风险是非糖尿病患者的 2~4 倍。糖尿病和冠心病密切相关，糖尿病心脏病变的主要危险因素有吸烟、肥胖、高血压、血脂异常、高血糖、高纤维蛋白原血症、凝血和纤溶系统异常、高胰岛素血症和胰岛素抵抗等。糖尿病患者长期处于高血糖状态，血管内皮遭到血糖的侵蚀，形成了埋藏在血管里的斑块，堵塞了血管，造成心肌供血不足。而一旦血糖过高，或遭受感染、寒冷、酗酒等刺激时，斑块可能会破裂，堵住冠状动脉，发生心肌梗死甚至猝死。因此，您可不能因为没有心悸、胸闷、胸痛等症状而忽视对心脏的重视啊。

健康生活一点通

　　糖尿病对心脏的损害常是"悄无声息"的，一旦发生严重疼痛，就可能是心肌梗死，危及生命。糖尿病合并心脏病虽然没有疼痛，但早期也会露出"蛛丝马迹"，如头晕、心悸，易疲劳，过度活动后出现气促、胸闷等，若发生以上症状，应立即就医，以免延误病情。

血糖控制正常还会患心脏病吗？

　　血糖控制不佳，尤其是餐后高血糖与心血管病变密切相关。餐后高血糖通过瞬时的葡萄糖高峰引起动脉壁急性损害，又慢性升高糖化血红蛋白水平，在其长期作用下形成动脉粥样硬化，从而诱发了心血管疾病。

　　那既然如此，患者是不是把血糖控制好就不会得心脏病了？答案可能会让大家非常失望。按照心血管疾病风险影响的大小排列的前4个危险因子是：低密度脂蛋白胆固醇（LDL-C）、高血压、高糖化血红蛋白和吸烟。预防糖尿病心血管并发症仅控制血糖是不够的，必须兼顾导致心血管疾病的其他危险因素。

　　要注意的是，糖尿病的控制并不是单纯的降血糖治疗，而是综合的治疗，必须兼顾降脂、降压、戒烟、合理饮食、适度运动等。糖尿病的并发症是由糖尿病状态决定的，而糖尿病状态是指糖尿病所致的诸多直接和间接的致病因素，包括高血糖、绝对和相对的低胰岛素血症、高脂血症、高血压等。

我胸口闷，是得了心脏病吗？

如果您劳累或精神紧张时出现胸骨后或心前区闷痛、或紧缩样疼痛；劳累时感到心前区疼痛或左臂部放射性的疼痛；晚上睡觉胸闷难受，不能平卧；情绪激动时心跳加快，有明显的胸部不舒服的感觉；走路时间稍长或速度稍快即感到胸闷、气喘、心跳加快；胸部偶有刺痛感，一般 1~2 秒即消失等症状，一般预示着心血管疾病的到来，建议您赶紧去正规的医院详细检查。

糖尿病心血管病变患者有哪些临床表现？

（1）直立性低血压。当患者从卧位起立时如收缩期血压下降大于 30mmHg 或者舒张压下降大于 20mmHg 时称为直立性低血压或体位性低血压。当出现直立性低血压时患者常感头晕、软弱、心悸、大汗、视力障碍，甚至昏倒。直立性低血压是糖尿病神经病变中晚期表现，其发生机制可能由于血压调节反射弧中传出神经损害所致。

（2）猝死。糖尿病性心脏病者可因各种应激、感染、手术麻醉等猝死，临床上呈严重心律失常，起病突然，有的患者仅感短暂胸闷心悸，迅速发展至严重休克或昏迷状态。

（3）无痛性心肌梗死。据统计糖尿病患者约42%的心肌梗死是无痛性，患者仅有恶心、呕吐、心力衰竭，或心律不齐或心源性休克。糖尿病发生心肌梗死病死率高，且缓解后复发率较高。

（4）休息时心动过速。这种心率增快，不易受条件反射影响。凡休息状态下心率每分钟超过90次者应怀疑自主神经功能紊乱的可能。休息时心动过速是由于糖尿病早期迷走神经受累，交感神经处于相对兴奋状态所致。

哪些患者需要做冠脉造影？

冠脉造影，就是冠状动脉造影，也就是要明确心脏大血管的病变，是冠心病诊断的"金指标"，准确率能达到99%。心脏是负责我们身体各个重要脏器血液供应的"泵"，这个"泵"需要经常"吃"些营养。那么，心脏需要的营养从哪里来呢？就是通过心脏表面冠状动脉来供应的。如果冠状动脉有了病变，那么心脏就会缺乏营养，造成心肌缺血；如果冠状动脉完全闭塞了，得不到营养的心肌就会坏死，这就是我们常说的心肌梗死，严重时会威胁生命。

冠状动脉造影检查则是把一根细细的导管通过大腿或者手腕上的动脉，轻柔地送到患者的冠状动脉开口处，向里面注入少量的造影剂，再通过 X 线机器的投影，把心脏血管的图像显现在荧光屏上。

若患者为典型心绞痛，多表明冠状动脉存在严重狭窄，往往同时伴有斑块不稳定。若治疗不及时，严重者可发展为心肌梗死。对于大多数心绞痛患者，早期冠状动脉造影能及时明确诊断，尽快选择最佳治疗方案，有效降低风险。

若患者为不典型胸痛或心电图异常（如心肌缺血、异常 Q 波等）原因待查，则应综合分析是否必须行冠状动脉造影。一般而言，若存在多个危险因素，或无创检查结果阳性 [如运动试验、动态心电图或核素检查提示心肌缺血、计算机体层血管成像（CTA）提示冠状动脉狭窄等] 者，应积极考虑造影；若症状不典型且没有冠心病高危因素（如男性 40 岁以上、吸烟、肥胖、糖尿病、高血压等），也可考虑先行冠状动脉 CTA、负荷核素等检查排除冠心病。

心脏病突然发作，怎么办？

如果患者在家，首先要立即拨打"120"急救电话，家属应保持镇静，让患者立即卧床休息，同时保持空气流通，并尽快予患者以舌下含服硝酸甘油（1～5片，每片间隔3～5分钟）。如果没有救护车应用平板车或担架运送患者，切忌让患者自行上救护车、步行或坐公共汽车去医院，避免心肌梗死面积扩大或发生心脏骤停。

如果患者出现突发面色青紫、抽搐、口吐白沫、意识不清、呼吸微弱或停止和瞳孔散大等表现，提示患者可能发生了心室颤动导致心脏骤停，此时应紧急给予胸外按压和人工呼吸，等待急救车的到来。因此，对于糖尿病心血管病变的患者及家属来说，学会急救是一门至关重要的课程！

糖尿病心血管病变预防分级多，千万不能马虎！

糖尿病心血管病变预防可分为一级预防和二级预防，马虎不得。糖尿病心血管病变一级预防，是指疾病尚未发生或疾病处于亚临床阶段时采取预防措施，

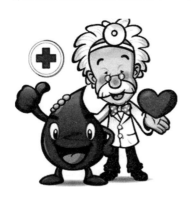

控制或减少心血管疾病危险因素，减少群体发病率。有效控制致病因素，将延缓或阻止动脉粥样硬化，以避免发展成临床心血管疾病，从而减少心脑血管事件，降低致残率和

病死率，改善人群健康水平。目前推荐糖尿病心血管并发症预防的标准治疗策略 ABC：糖化血红蛋白（HbA1c）血糖管理＋阿司匹林（A）、血压控制（B）和血脂管理（C）。

糖尿病心血管病变二级预防是指对于已有冠心病的患者，应在医生的指导下合理服用药物，控制其发展和预防并发症，使其更好地康复。目前倡导控制血糖、降压、调脂、抗血小板、戒烟和改善生活方式等综合治疗。

"糖心"患者吃阿司匹林讲究多

"糖心"指糖尿病患者合并心血管损伤。并不是所有糖尿病患者都适合吃阿司匹林，有以下情况的糖尿病患者不适合：首先，是对阿司匹林过敏、有出血倾向、正在使用抗凝治疗、近期有胃肠出血，以及有活动性肝病的患者；其次，年龄在 21 岁以下的人群使用阿司匹林，会增加患者 Reye 综合征（一种少见的儿童疾病，在水痘及病毒性上呼吸道感染之后发生）的危险，因此这部分患者不推荐使用阿司匹林治疗。

对于必须服用阿司匹林的患者来说，服药的时间也不能将就。心脑血管事件高发时段为 6～12 点，肠溶阿司匹林服用后需 3～4 小时才能达到血药高峰，如果每天上午服用阿司匹林，不能起到最佳的保护作用。而 18～24 点是人体新血小板生成的主要时间段，因此有些学者建议睡前服用阿司匹林最佳。而阿司匹林只需要一天服用一次就够了。

八、糖尿病足

什么！糖尿病居然要截肢！

75 岁的韩叔已经是资深糖尿病患者了，患糖尿病 20 多年了，由于病程长，已经出现了一些并发症。不久前他剪趾甲过短，把脚趾皮肤刮伤了，他本以为小小伤口过几天就会好了，便没当一回事。结果，伤口非但没好，还出现了更严重的感染，迁延不愈，医生说他这是糖尿病足了，感染已经很难控制了，为了避免发展成脓毒血症危害生命，必须要截肢了。

什么是糖尿病足？

根据世界卫生组织（WHO）定义：糖尿病足是指糖尿病患者由于合并神经病变及各种不同程度末梢血管病变而导致下肢感染、溃疡形成和 / 或深部组织的破坏。

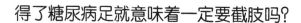

得了糖尿病足就意味着一定要截肢吗?

这主要取决于下肢血管血供的好坏和下肢血供有无可以改善的办法。血管轻度的堵塞可以用介入或搭桥的办法疏通,但如果血管狭窄严重,狭窄广泛,介入或搭桥不能解决了,这时权衡利弊,为了预防坏疽引起的败血症就需要截肢了。

糖尿病患者一定会发展为糖尿病足吗?

糖尿病足并不是所有糖尿病患者都会出现的并发症,虽然有些患者具有发生糖尿病足的危险因素,但通过有效的防范和积极的治疗仍然可以避免。所以,糖尿病患者,尤其是已经有糖尿病并发症的患者,一定要学会保护双足。

健康生活一点通

日常生活中,糖尿病患者要注意足部卫生和保暖,从避免出现足部异常情况开始,经常自查足部,若发生有水疱、皮裂、磨伤、胼胝、足癣、甲沟炎等任何微小的足部损伤和感染,不要随意自行处理,以免形成溃疡或坏疽。

糖尿病足是怎样发生的?

糖尿病足发生的基本发病因素有以下 3 个:

(1)神经病变:糖尿病神经病变导致感觉障碍是引起糖尿病足的基础。糖尿病患者由于长期受到高血糖的影响,下肢感觉和运动神经受到损伤;同时由于微循环障碍,更加重了神经的损害,导致出现下肢感觉异常。再加上血管病变,以及感染、损伤等诱因,可以造成下肢组织病变。

(2)下肢血管病变:下肢动脉硬化可引起足部缺血,特别是足趾,加上小血管及微血管病变,使足趾血压很低,表现为下肢发凉,行走后小腿疼痛,甚至静坐或夜间也疼痛,医学上称为静息痛。

(3)感染:感染是糖尿病足的导火线。我们都知道,患有糖尿病的人免疫力较差,很容易发生感染,最常见的是皮肤感染。而下肢又是人体中最负重的器官,特别是足,离心脏最远,容易供血不足,缺血的肢体更易于发生感染。轻微的创伤,如足底的压疮、趾甲修剪得过短、足癣治疗不当,均可引起继发感染。而糖尿病患者的高糖状态又为细菌生长及繁殖提供了丰富的养料,从而使得感染更易于扩散。

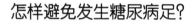

怎样避免发生糖尿病足?

对于处在早期还未发生溃疡的糖尿病足患者,我们应该做好足部的保护以及护理工作,避免出现足部外伤;一旦患者发生了足部溃疡甚至坏疽,需要及时就医、积极治疗,促进溃疡部位及时愈合。除此以外,还应该注意做好血糖的控制,保持血糖平稳健康,注意日常的饮食调理。

糖尿病足都有哪些表现?

足部是糖尿病多系统疾病病变的一个主要靶器官。糖尿病足主要有以下症状:

(1)间歇性跛行,为病变早期表现。下肢缺血使肌肉供血不足,行走一段距离后下肢乏力、劳累及麻木,重者有小腿腓肠肌疼痛,停止行走或休息后症状可缓解。年老者如发生间歇性跛行时则要高度怀疑是由动脉阻塞引起的下肢缺血。

(2)静息痛,是病变中期表现。当病变发展,下肢缺血加重,不行走也发生疼痛,称为静息痛,夜间尤甚,这是因为睡眠时心输出量最少,下肢灌注血量也减少。这种症状表现出的疼痛大多局限在趾或足远端,夜间尤甚,卧位时疼痛加剧,下肢垂下可有缓解。

（3）肢端溃疡坏疽，是病变后期的表现。一般有三种类型：一是湿性坏疽，肢端体表局部组织皮肤糜烂，形成浅溃疡，深入肌层，甚至破坏肌腱、骨质，大量组织坏死，形成大脓腔，排出较多的分泌物；二是干性坏疽，受累肢端末端缺血导致感觉迟钝或消失，局部皮肤呈现暗褐色，出现缺血性坏死，皮肤肌腱干枯、变黑，发展到一定阶段自行脱落，无分泌物，无水肿；三是混合型坏疽，其微循环障碍和小动脉阻塞两类病变并存，既有肢端的缺血干性坏死，又有足和／或小腿的湿性坏疽。

如何早期发现糖尿病足？

糖尿病足不是突然发生的急性病，是糖尿病长期发展的一种严重并发症。为了早期发现糖尿病足，患者一定要定期检查足部，最好半年做一次检查，让医生看看足部动脉搏动的情况，皮肤温度的情况以及脚的情况。下肢血管的检查是糖尿病足早期很重要的检查，它可以反映从足动脉开始往上管腔的情况、血管的阻塞情况，以及血流量的大小等。

另一方面，糖尿病患者的自我检查也是相当重要的。下面简要介绍一些简易的检查方法，供大家学习。

（1）重触觉：用大头针（或缝衣针）钝的一端轻

轻触碰脚部皮肤，看是否有感觉，如感觉不敏感表示触觉减退。

（2）轻触觉：棉花捻成尖端状，轻轻划过脚底皮肤，看自己是否可以感觉到，如果没有感觉则表示轻触觉减退。

（3）温度觉：用凉的金属体轻轻触碰脚部皮肤，检查脚部皮肤是否感觉到凉；用37～37.5℃的温水浸泡双脚，是否感觉到温热。如果没有感觉，表示双脚已有明显的温度觉减退或缺失。

（4）动脉血管的检查：该项是糖尿病足检查的重要依据，用手指轻触脚背靠近脚踝处皮肤，寻找有无足背动脉搏动及搏动的强弱，可与正常人足背部动脉搏动情况进行比较。如摸不到或脉搏很细弱，表示足背动脉供血不足，这种情况常提示在足背动脉上端有大动脉血管狭窄或梗阻，糖尿病足随时都有可能发生。

天冷泡脚是好事，糖尿病患者却要格外当心水温！

睡前用热水泡洗双脚，可促进全身血液循环，御寒健身，且有助于睡眠，这是好事。但糖尿病患者的脚就比较"娇贵"，若不注意掌握水温，极易被烫伤。

正常人遇到高温时会本能地闪避，但糖尿病患者因各种并发症导致神经传导障碍，神经病变，痛觉纤维受损，不能很好地避开外来伤害，所以在用过热的水取暖时往往被烫伤。而麻烦的是，糖尿病患者因动脉粥样硬化及血栓可使血管出现节段性阻塞，尤其以腘窝以下的动脉更为严重，加之血小板聚集力增强，血液黏稠度增加，微循环发生障碍而引起足部缺血，所以足部烫伤后不易痊愈，可进一步发展至溃烂、感染，甚至足部坏死，治疗起来十分困难，致残率高，有 15%～20% 的患者需要截肢。所以，糖尿病患者用热水泡脚时，一定要掌握水温，最好调到 50℃以下，不可过高，特别是冬天因寒冷使感觉更加迟钝，更要注意足部的保护，避免烫伤和异物伤害，以免造成可怕的后果。

糖尿病患者的脚可娇贵了！

糖尿病足有多可怕，前面大家已经知道其威力了。因而，糖尿病患者一定要注意足部保养，每天要用温水和无刺激性的肥皂清洗双脚，水温不要过高。还要注意保持足部及脚趾间的干燥；足部特别干燥的患者可用护肤品来涂抹脚部；洗脚后要及时修剪过长的趾甲，趾甲前端应剪平磨光，防止向内生长。如果脚上有茧子或鸡眼，千万不能用手抠或用小刀，也不要贴鸡眼膏等刺激性化学药物。

另外，糖尿病患者穿鞋袜也很讲究。千万不能赤脚穿鞋，最好穿圆头、平底、软牛皮的鞋子，还要注意鞋子里面有无异物，有无线头、接缝，因为这些都可能导致糖尿病患者脚部磨损，新鞋最好撑松了、合脚了再穿。袜子要选透气性强、吸水性好、柔软暖和的纯棉或羊毛袜子，有衬垫，最好是没有接缝或接缝光滑平坦的。最重要的一点是袜子口不能太紧。因为糖尿病患者下肢及足部常存在不同程度的血管斑块，血液循环不良，袜子过紧无异于"雪上加霜"。袜子每天都要换洗，要及时丢弃破旧或衬垫已被磨损的袜子。

最后提醒，糖尿病患者一旦发现脚部有感染、磨损、水疱等，要及时在专科医生的指导下进行处理。

中药浴足好处多，可也不能乱来

糖尿病足有特色的中药疗法——拂痛外洗法，首先我们要配制中药方：吴茱萸、艾叶、海桐皮各15g，生川乌12g，续断、独活、羌活、防风各10g，细辛5g，生葱4条（全株洗净）切碎，米酒、米醋各30g，川红花、当归尾、荆芥各6g。煎制方法如下：将药液煎成2 000ml，分2次，每次用1 000ml，药液不重复使用。

拂痛外洗法一：熏洗法，适用于糖尿病足初期

（没有出现溃疡的时候使用，用来改善脚部供血不足）。测药液温度 40℃，浸洗患足及下肢 20 分钟。水温下降时，可随时加温，使药液保持温度。每天 2 次。根据病情需要，药汤可浸到踝关节或膝关节以上部位。

拂痛外洗法二：湿敷法，适用于糖尿病足坏疽者（糖尿病足出现足溃疡）用消毒纱布 7～8 层或干净软布数层蘸药汤，趁热摊敷在患处，注意不要烫伤，另用一块消毒纱布不断地蘸药汤淋渍患处，持续淋渍 20 分钟。

但是必须注意，上述方法要在专科医生的指导下使用哦！

第七章

糖尿病中医治疗篇

　　中医中药在治疗糖尿病及其并发症方面有良好的疗效，具有疗效稳定、不良反应少、调节机体内环境、改善体质、减轻胰岛素抵抗状态、调节糖脂代谢及调整机体免疫等优点，在轻型、中型糖尿病的防治工作中占有一定优势，特别是对于糖尿病并发症的治疗效果显著。

中医药能治疗糖尿病吗？

　　在民国时期，曾极力反对中医药的胡适，在罹患糖尿病并发慢性肾炎时，也因接受了中医药的治疗而使病情得到了明显的缓解。

　　历史上类似这样中医药治疗糖尿病的例子并不少见，现实中也有不少糖尿病患者采取中西医结合治疗，取得了不错的疗效。而且，在基础研究中，我国的中医工作者们就中医药防治糖尿病及其并发症做了一系列的实验研究，证实了中医药辨证论治具有独特的优势，特别是在慢性并发症的预防和早期治疗方面。

如今，中医药为糖尿病的防治研究开辟了新思路和新途径，相信在不久的将来，中医药也能在糖尿病防治领域熠熠生辉！

中医药治疗糖尿病有哪些优势？

首先，中医药的理论特色之一是整体观念，也就是说中医在治疗疾病的过程中尤其强调人整体功能的协调，并不是单单考虑患者血糖高了就降血糖，而是调节整个人的身体状态，从而控制血糖及延缓并发症的发展。

很重要的一点是中医特别重视个体化治疗，对不同症状的患者所运用的治疗方法也是不同的。就像同样是糖尿病，不同人的方药是不一样的，就算同一个人，不同阶段的方药也是不一样的，这样就可以更有针对性地进行治疗。

另外，中医有很多治疗方法，除了常见的中药汤剂外，还有针灸、按摩、理疗、气功、心理疗法和精神暗示等，治疗方法可选择性大。

值得一说的是，中医治疗糖尿病的优势，还主要体现在糖尿病合并症的治疗上，就像前文提到的胡适用中医治疗糖尿病，就不仅治疗糖尿病本身，还治疗其合并症。糖尿病的合并症涉及全身大大小小的血管，大血管如心脑血管，小血管如眼底血管、肾血管，还有神经病变等，这些病变很多都是由于血流不畅引起的。

临床实践证明，中医药的活血化瘀通络法在大多数糖尿病慢性并发症的治疗过程中，能使糖尿病并发症得到一定程度的改善，甚至有专家认为在糖尿病的初始阶段就应该应用中医药活血化瘀通络的治疗方法，可以尽早预防糖尿病并发症的发生。

所有的糖尿病患者都适合使用中医药治疗吗？

中医药防治糖尿病应以 2 型糖尿病作为主要对象。尤其是在 2 型糖尿病发病初期，主要是以功能改变为主，以糖脂代谢紊乱为发病的中心环节，此时胰岛功能只是被抑制，中医药对于这样的功能性疾病具有独特的治疗效果，通过中医辨证论治，往往能取得不错的疗效。

而 1 型糖尿病主要发生于青年或儿童，中医理论认为，这种疾病属于先天不足，对于先天不足导致的疾病，中医药的治疗效果是有限的。正如中医古籍中提到的所谓"六不治"，其中有云"阴阳并，脏气不定，四不治也"，意思就是说人体各组织器官严重衰竭的人，也是不容易治疗的，这里的"不治"并不是指绝症、不治之症的意思，而是说治疗起来比较棘手，有困难。1 型糖尿病主要是胰岛功能的衰竭，属于"六不治"的范畴。因此 1 型糖尿病患者首要的任务还是应该到医院寻求胰岛素治疗。当然，中医药对于预防 1 型糖尿病的并发症，还是有一定效果的。

中医认为糖尿病的发病原因是什么？

早在 2 000 多年前，《黄帝内经》中对糖尿病的病因做出了详细的描述，主要包括禀赋不足、饮食失调、情志失调、劳欲过度等。

（1）禀赋不足会导致糖尿病的发生。禀赋即先天体质因素，禀赋不足即先天体质虚弱。1 型糖尿病患者就是先天缺乏胰岛素。禀赋不足与"遗传病"及"先天病"等相关。

（2）饮食不节会导致糖尿病的发生。"饮食不节"意思就是饮食不节制，比如经常吃大鱼大肉、大量饮酒、多食辛辣香燥等，最容易伤及脾胃，导致脾胃运化功能失调，郁热积于里，热易伤津液，就好像太阳能把地面上的水蒸发，人体内过多的热会消耗体内的津液，所以会出现口干、多饮等糖尿病症状。《素问·奇病论》中所说的"此肥美之所发也，此人必数食甘美而多肥也，肥者令人内热，甘者令人中满，故其气上溢，转为消渴"就是这样一个病理过程。

（3）情志失调会导致糖尿病的发生。中医理论认为，人的情志会影响脏器的功能，从而诱发糖尿病。比如"怒伤肝"意思是说，长期郁怒，造成肝气郁结，郁结久了便会化火，就好比湿草、鲜麦堆积久了会发热一样，有火便会把体内的水分烧掉，那么人体为了补充水分，就会出现口干、多饮这样的糖尿病症状。

（4）劳欲过度也会导致糖尿病的发生。也就是说过劳和纵欲会损伤肾精，容易诱发糖尿病。中医所讲之肾精包括了先天之精和后天之精，先天之肾精禀受于父母，主生育繁殖；后天之肾精来源于平时饮食的水谷精微。与肾精相对的是肾阳，它们好比大自然的水与火，在正常情况下，水与火保持相对平衡的生理状态，如果有一方有失偏颇，则另一方也会受到牵连。过劳和纵欲，就会破坏这种生理的平衡状态，导致水愈少而火愈旺。正如炉灶烧水，水源慢慢干竭还仍不断添加燃料，不断亏损的炉水又怎耐熊熊燃烧的干柴烈火？人体津液水分的不断耗损，也就为糖尿病的发生埋下伏笔了。

中医如何对糖尿病进行分类？

中医理论中把疾病发展过程中某一阶段病理本质的概括叫作"证"。不同的"证"除了都有"三多一少"的典型症状外，还各具特点。"三多一少"指的是多饮（常感到口渴，常想喝水，喝水后还是感觉口干）、多食（常想吃东西，吃完后过不久又饿）、多尿和消瘦。传统中医理论认为糖尿病主要有以下几种不同的"证"型：

（1）肺热津伤证：这类型的糖尿病患者，"三多一少"症状中，多饮表现得特别突出，甚至大量喝水也不能缓解，而且汗多，心情容易烦躁，舌边尖比舌头其他部分要红，舌苔偏黄，脉搏跳得快。治疗上应该以"清热润肺，生津止渴"为治法。

（2）胃热炽盛证：这类型的糖尿病患者，"三多一少"症状中，多食表现得特别突出，大便偏干，舌苔偏黄，脉搏有力。治疗上应该以"清胃泻火，养阴增液"为主。

（3）气阴亏虚证：这类型的糖尿病患者，"三多一少"症状中，多食的表现不典型，甚至胃口还差，不想吃东西，精神差，看起来疲倦，懒得言语，舌质红，舌苔白而干燥，脉搏无力。治疗上以"益气养阴，生津止渴"为治法。

（4）肾阴亏虚证：这个类型糖尿病患者，腰膝酸软，同时也会感到周身无力，头晕耳鸣，口唇干燥，皮肤干燥、瘙痒，舌红，苔少，甚至没有苔，脉搏快，像线一样细。治疗上应该以"滋阴固肾"为法。

（5）阴阳两虚证：这类型的糖尿病患者，除了有上述肾阴亏虚证的症状外，还特别怕冷，甚者出现男性阳痿或者女性月经不调。舌苔淡白，脉搏用力按才能感觉到。治疗上应该以"滋阴温阳，补肾固涩"为治法。

（6）湿热困脾证：这类型的糖尿病患者，肚子常感觉胀胀的，头重身重，像有湿布裹压着，心情烦闷，四肢常感到无力，小便黄，排泄大便时不通畅，不能一次性排泄干净。治疗上应采用"清热燥湿，健脾益气"为治法。

（7）血脉瘀阻证：这类型的糖尿病患者，身体经常觉得莫名地疼痛，晚上的时候会痛得厉害些。脸色不好看，很晦暗，皮肤很干燥，一般嘴唇的颜色会发黑，舌头边尖会出现黑色的瘀斑或者瘀点，舌下静脉又粗又黑。治疗上应采用"活血化瘀"为法。值得注意的是，此型也是多数糖尿病周围神经病变患者的证型。

使用中医药控制糖尿病的时候，饮食有哪些禁忌？

糖尿病的饮食忌宜在前面的章节已经提到，而服用中药控制糖尿病期间，还有一些特别的饮食禁忌。

首先，要注意不吃油腻、生冷、辛辣及海鲜等食物，因为这些食物偏热或者偏寒，会影响药物发挥作用。

此外，传统中医理论中，有"药食同源"的说法，很多中药既是药物又是食材，但不同中药如果错误配伍，有可能使治疗效果大打折扣，甚至有时会产生严重的毒副作用。下面简单介绍一些常见的饮食禁忌：

（1）黄连、苍术不宜与猪肉同服，否则容易导致腹泻；

（2）鳖甲不宜与苋菜同服，否则容易导致严重腹泻；

（3）荆芥不宜与鱼蟹同服，否则容易导致中毒；

（4）丹参不宜与醋同服，否则会降低药物疗效；

（5）土茯苓不宜与茶同服，两者化学成分存在冲突；

（6）白术不宜与桃同服，否则会产生不良反应；

（7）人参不宜与萝卜同服，否则会降低人参作用

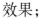

效果；

（8）天冬不宜与鲤鱼同服，否则会降低药物疗效；

另外，中药还有"十八反"和"十九畏"的说法，就是甘草反甘遂、大戟、海藻、芫花；乌头反贝母、瓜蒌、半夏、白蔹、白及；藜芦反人参、沙参、丹参、玄参、细辛、芍药。硫黄畏朴硝，水银畏砒霜，狼毒畏密陀僧，巴豆畏牵牛，丁香畏郁金，川乌、草乌畏犀角，牙硝畏三棱，官桂畏赤石脂，人参畏五灵脂。意思就是上面所说同一组的药不能一起吃，否则会产生毒副作用。

哪些中药具有降糖作用，能用于治疗糖尿病？

中医治疗疾病，处方用药多是好几味甚至二十多味药组合在一起，很少单独使用某味中药去治疗一种疾病，但是随着现代科技的不断进步，对中医药的研究越来越深入，单味中药的降糖效果也不断被发现。下文简要列出了几种既是临床中医师广泛应用，又比较适合广大病友在家里泡茶或煲汤的，具有降糖作用的中药。

需要注意的是：中药并不是都是没有毒的，也不是吃了中药就可以完全代替西医治疗，因此，中药必须在专业中医师指导下运用，不可盲目自作主张。

（1）人参：人参具有大补元气，复脉固脱，补脾益肺，生津止渴，安神益智等功效，适合属于阴阳两虚证或气阴两虚证的糖尿病患者服用，其发挥降糖作用的主要有效成分是人参皂苷，其具有增强胰岛素敏感性的作用，同时还能发挥"类胰岛素"作用，从而使血糖降低。同时，人参还能够改善心功能，增强心肌收缩力，能够治疗糖尿病所并发的动脉硬化、冠心病等。需要注意的是，人参具有补虚作用，若患者没有气虚表现，比如容易疲劳，活动一会就觉得累，懒言少语，反而出现的是口渴，喝水多，心烦，容易饿，一天要吃好几餐等胃热盛的表现时，则不应使用人参。

（2）西洋参：西洋参具有益气养阴、清热生津等作用，适合于气阴两虚证的糖尿病患者服用。其发挥降血糖作用的主要有效成分是皂苷类物质，这类物质具有促进糖、脂代谢，调节胰岛素分泌等作用。和人参一样，西洋参也具有增强心肌收缩力，抗心律失常，抗心肌缺血等作用，也可用于治疗糖尿病大血管并发症。西洋参可以泡茶饮用，也可以在煲汤时加入西洋参。需要注意的是，西洋参性偏寒凉，脾胃虚弱，容易腹泻等的患者要谨慎使用。

（3）黄芪：黄芪味甘、性温，具有益气固表、敛汗固脱、托疮生肌、利水消肿等功效，适合于气阴两虚证、阴阳两虚证、血脉瘀阻证的糖尿病患者服用。其发挥降糖作用的主要有效成分是黄芪多糖、黄芪甲苷等，具有双向调节血糖的作用，同时还可以增加胰岛素敏感性；黄芪甲苷对于血压也具有双向调节作用，可以有效地保持血压稳定。另外，黄芪对于糖尿病肾病具有较好的治疗效果。黄芪可以在泡茶、煲汤或煮粥时使用。

（4）葛根：葛根味甘、辛，性凉，具有解肌退热，生津止渴，升阳止泻等功效，适用于各型糖尿病患者服用。葛根中含有的葛根素及黄酮类物质具有提高胰岛素敏感性、降低胰岛素抵抗等作用，能降低血糖。值得注意的是，葛根性凉，尤其适合体质湿热的患者使用。葛根可以用于泡茶、煲汤、煮粥，也可以研磨成粉，用开水冲成糊状服用。

（5）黄连：黄连味苦，性寒，具有清热燥湿，泻火解毒的功效，若配伍得当，适用于各型糖尿病患者服用，尤其适合胃热炽盛、湿热困脾型的糖尿病患者服用。其主要发挥降糖作用的有效成分是小檗碱，具有增强胰岛素敏感性，改善外周组织胰岛素抵抗的作用，同时还能够保护胰岛 β 细胞，促进 β 细胞分泌胰岛素。此外，小檗碱还能够减少肝糖原分解，抑制糖异生等作用。对于高脂血症，黄连也有较好的治疗效果，能有效降低血中甘油三酯及胆固醇保护心血管。黄连可以煎水服用或煮粥。

（6）玉竹：玉竹味甘，性微寒，具有养阴润燥，生津止渴的功效，适合属于气阴两虚证、阴阳两虚证的糖尿病患者服用。其发挥降糖作用的主要有效成分是铃兰苷、山柰酚苷等物质，其具有修复胰岛细胞，增加胰岛素敏感性，改善胰岛素抵抗等功效，同时还具有降低血脂，抗氧化，抗衰老，强心等作用。玉竹可以用开水冲泡以后代茶饮，也可以煲汤来服用。

（7）茯苓：茯苓味甘淡，性平，具有利水渗湿，健脾，宁心的作用，适合各型糖尿病患者服用。其所含的茯苓多糖以及多种纤维素是其发挥降糖作用的主要有效成分，可以帮助修复胰岛 β 细胞，使其恢复胰岛素分泌功能。并且，茯苓中所含的纤维素还可以促进胃排空，延缓糖、脂肪的吸收，降低餐后血糖浓度。此外，茯苓具有利水渗湿的作用，可以帮助消除水肿，对于糖尿病肾病具有一定的治疗作用。同时，茯苓多糖还能够提高人体免疫力，起到防病、延缓衰老的作用。

（8）山药：山药味甘，性平，具有益气养阴、补脾肺肾、固精止带等作用，适合各证型糖尿病患者服用。其发挥降糖作用的主要有效成分是山药多糖、薯蓣皂苷元等，其具有修复受损的胰岛 β 细胞功能、增加胰岛素分泌等作用。同时，山药还能够预防脂肪沉积，避免发生肥胖，避免心血管系统内的脂肪沉积，延缓动脉粥样硬化的发生。山药可以研磨成粉后，用开水冲成糊状使用，也可以煮粥、煲汤，还可以用来炒菜。

（9）苍术：苍术味辛、苦，性温，具有燥湿健脾、祛风散寒的作用，适合属于湿热困脾证的糖尿病患者使用。其发挥降糖效果的主要有效成分是苍术醇、苍术酮等，其具有抗氧化的作用，能保护胰岛 β 细胞，防治胰岛细胞的氧化性损伤，还能调节糖脂代谢，抑制细胞内氧化磷酸化。苍术可以煎水服用或煲汤。值得注意的是，苍术性温，味辛，若表现出口渴厉害、出汗多、喝水多等明显的阴虚症状的患者最好不要使用。

（10）灵芝：味甘，性平，具有补气安神、止咳平喘的作用，其主要发挥降糖作用的有效成分是灵芝多糖，能促进胰岛 β 细胞分泌胰岛素，加速胰岛素的血液循环，调节糖、脂肪、蛋白质等营养物质代谢。灵芝可以泡茶服用，也可以煲汤食用。

"民间验方"治疗糖尿病可信吗？

中医药治疗糖尿病历史悠久，积累了丰富的临床经验，也有很多行之有效的方药，至今还在临床广泛使用。同时，在民间还流传着大量用于治疗糖尿病的偏方和验方。虽然一些方药可能有一定效果，但绝对没有宣传所说的那么神奇，更有一些方药只是自行标榜为"验方"，根本没有经过临床的大量使用，疗效完全没有保障。更有甚者，一些所谓"验方"含有某些剧毒成分，用药的安全性难以保障。若有患者朋友想要使用中药控制糖尿病，应该在具有丰富临床经验的中医师的指导下使用。

针灸疗法对于治疗糖尿病有效果吗？

针灸疗法是中医独特的治疗方法之一，其具有适应证多、治疗范围广、经济实用、操作简单、疗效肯定、不良反应少等优点。针灸是通过在穴位上进行针刺刺激，达到疏通经络气血，调节脏腑功能的作用，从而治疗糖尿病。

针灸疗法的疗效与术者的操作手法关系密切，穴位的选择、进针的角度、进针的深度、得气与否、留针的时间、补泻的应用等都与针灸疗效密切相关。所以，如要寻求针灸治疗，应当在有经验的针灸医师指导下完成。特别一提的是如果皮肤有溃疡、感染、皮肤不易愈合、出血不止者，糖尿病合并妊娠者均不宜针灸。饥饿、疲劳、精神紧张时不宜立即进针。怕针者也不宜针灸治疗。

按摩疗法对于糖尿病有效果吗？

按摩是通过刺激体表的穴位，通过经络传导调节胰岛素的分泌，提高葡萄糖的利用率，从而降低血糖，达到预防治疗糖尿病的目的。同时，按摩可以加速血液循环，促进新陈代谢，改善肺通气，提高人体自身的免疫功能，减少糖尿病并发症的发生。但是，按摩疗法对于糖尿病的治疗作用比较弱，只能起到一定的康复保健作用，一般只用于辅助治疗，不适合作为主要治疗方法。

常用的自我按摩保健方法有：

（1）按摩肾区：睡前和清晨，坐在床边，双足下垂，腰部挺直，双手掌置于肾俞穴，先向上、向下直线来回摩擦肾区 40 次，再顺时针、逆时针各摩擦 40 次。可起到平补阴阳，强腰健肾的功效。

（2）按摩腹部：体位同肾区按摩，叠掌，双掌心置于下腹，以脐为中心，顺时针、逆时针分别按摩 40 圈，按摩的范围上至肋弓，下至耻骨联合。每天按摩 2 次，可以起到健脾养胃，化痰除湿的功效。

（3）按摩上、下肢：按摩上肢以大肠经、心经为主；下肢以脾经、肾经为主。按摩手法以来回擦法为主，具有舒经活络，活血止痛的作用。

（4）按摩劳宫穴、涌泉穴：劳宫穴位于掌心，涌泉穴位于脚心，劳宫穴属心、涌泉穴属肾。按摩时，可用一侧手掌心，摩擦对侧脚心，可以起到清心泻火，交通心肾的功效。

（5）然谷穴——降血糖。然谷是肾经气血流经的部位。它的位置在足内侧，先找到足内踝尖前下方一块隆起的骨头，这个粗隆的下方就是然谷穴。每晚洗完脚用拇指用力点揉然谷，直到有明显的酸胀感为止，坚持每天按揉可以起到很好的降糖作用。

（6）鱼际穴——缓解烦渴。上消跟肺阴不足、肺热有关。鱼际属手太阴肺经穴，位于第一掌骨中点桡侧，赤白肉际处，掐鱼际可清肺热、利咽喉。

（7）内庭穴——控制食欲。内庭位于足背第二、三趾间缝纹端，用食指和拇指放在脚面和脚底，上下对掐按揉内庭穴，可清胃泻火、控制食欲，治疗口气重、便秘、打呼噜、磨牙、胃火牙痛等。

（8）关元穴——缓解尿多。双手搓热后快速按摩关元可滋补肾阴、培元固本、补益下焦。关元位于腹部正中线脐下 3 寸，即四横指处。

按摩疗法的注意事项有哪些?

（1）自我按摩应采取由少至多，由轻至重，由慢至快，量力而行，循序渐进的方法进行。

（2）自我按摩须注意保暖，按摩时室内空气保持流通，室温要适宜。

（3）经常修剪指甲，保持手部清洁。

（4）注意保护自身的皮肤，按摩的部位最好覆盖毛巾，以防皮肤损伤，最好适当外用按摩乳膏等起润滑作用的药物。

（5）在做腹部按摩、肾区按摩之前，应排空小便。

（6）糖尿病患者采用自我按摩疗法要持之以恒。

（7）不可在过饥、过饱或过度劳累，以及大怒、饮酒后进行按摩，宜饭后 2 小时再进行，自我按摩最好在睡前和清晨刚起床时进行。

（8）妇女在经期、妊娠期、产后 1 个月内不要做按摩，特别是腰部和腹部按摩是绝对禁止的。

（9）患有内脏器官疾病、恶性肿瘤、感染性或化脓性疾病、烧伤、烫伤、皮肤病、静脉曲张或血栓性静脉炎、结核性关节炎等疾病不宜进行按摩治疗。

（10）如出现心慌、恶心和青紫瘀斑等症状时，应立即停止按摩。

练习太极拳对糖尿病患者有好处吗？

太极拳是我国独特的民族体育养生术，具有轻松柔和、连贯均匀等特点。太极拳动作轻柔，运动量容易控制，在运动中要求人体全身各个关节和肌肉群得到充分而适当的舒展，可以改善血液循环状况，对机体是一种很好的良性刺激。糖尿病患者在适量运动的时候，提倡以有氧运动为主，再加上适当的力量运动。太极拳刚好是有氧运动与力量运动的有机结合。

另外，练太极拳时人体一直处于膝关节微屈状态，动中有静，静中有动，随着脚步不断地缓慢移动，这种膝关节微屈承载了身体的重量。糖尿病患者中老年人比较多，而这类运动对膝关节有一定的保护作用。

糖尿病患者练习太极拳的过程中有什么注意事项？

在练习太极拳的过程中，要恪守"上下相顾、左右相盼、动静相争、虚实交归"的要点，做到"形体服从于精神，精神服从于需要"，达到保精毓神、舒经活络、调畅气血、营养脏腑、强壮筋骨的治病强身目的。并且，练习太极拳一定要坚固信念、持之以恒才能达到一定的治疗效果。具体的要求如下：

（1）场地：练拳时，最好选地面平坦、环境幽静、空气新鲜的地方。

（2）时间：可根据饮食、药物治疗与血糖波动情况调整运动时间。大部分糖尿病患者以餐后血糖升高为主，所以运动时间大多安排在餐后 1～2 小时进行。有些病友清晨练拳，让身体活动起来，为进入工作、生活做准备，也是可以的，但要注意避免低血糖反应。

（3）准备活动：练拳以前，先调整好呼吸，动作要舒缓。

（4）速度：行拳速度要均匀，打太极拳宜慢不宜快。打一套简化太极拳，一般时间在 4～6 分钟，长些可以在 7～9 分钟。

（5）整套架式：行拳的架式高低要适当、平稳，不可忽高忽低。一般在"起势"动作时，就已经确定了下行拳姿势的高低程度，除了个别动作（如"下势"动作）外，整套太极拳动作基本上应在这个高度上完成。初学者、身体虚弱者，架式可以高一些；反之，架式应该低一些。

（6）运动量：24 式太极拳运动心率区间大部分是在 110～134 次 /min，属于中等强度的有氧运动，这个强度对于中老年人来说相当于他们运动强度的50%～80%，因此太极拳非常适合于中老年人练习。一般每天早晚各练一次，每次 1 小时左右，体弱多病、年老者，可以酌量减少至 10～15 分钟。有关节炎的患者，运动量可以适当增加一些；有胃肠消化系统疾病的患者，多练习几次，运动量大一些，有益于改善消化系统功能。

（7）运动量控制方法：太极拳运动量的大小，可以通过以下方法调整：改变每次行拳的时间长短，增加行拳次数；也可以太极拳单项练习，或者几项专门练习。例如，可以根据条件和兴趣，挑选单项或几项组合练习。单独将"云手"或"揽雀尾"连续打一两遍，也能达到一定运动量。

糖尿病患者经常练习八段锦有好处吗？

八段锦，是一种优秀的中国传统保健功法。古人把它比喻为"锦"，意为动作舒展优美，如锦缎般优美、柔顺，又因为功法共为八段，每段一个动作，故名为"八段锦"。整套动作柔和连绵，滑利流畅；有松有紧，动静相兼；气机流畅，骨正筋柔。其每一个动作均有不同功效，针对不同脏腑，八个动作完成后，对全身脏腑经络都能起到调节作用。因此，八段锦对于糖尿病患者也能起到调节脏腑阴阳、疏通经络气血的作用。

曾有相关学者对30名糖尿病患者的糖化血红蛋白指标做研究，运动前糖化血红蛋白达标率为29.6%，每天定时以标准式的动作练习八段锦，每天练习4遍，中间休息10分钟，3个月后糖化血红蛋白达标率为59.3%。同时，所有患者的血糖在下降过程中变化幅度都较平稳，没有大起大落。

此外，就算没有糖尿病，八段锦对人体也是有好处的。研究发现：长期锻炼八段锦，可以调节血糖，并影响其代谢功能，对血脂异常和血压异常也有很好的改善作用，并对肥胖人群胰岛素活性有提高作用，提示其有预防糖尿病发生的作用。另外，长期锻炼八段锦对冠心病也有一定的改善意义，提示有预防心血管系统疾病的作用。

其次，老人长期锻炼八段锦能提高心肺功能，提高其运动控制能力、减少跌倒等危险情况发生，综合提高老人的生活质量。

另外，八段锦锻炼能显著改善心理焦虑状态，改善患者的情绪障碍。

糖尿病患者可以进行药浴治疗吗？

药浴疗法是在中医学理论的指导下，选取适当的中草药，熬制成浴液，熏蒸或洗涤人体体表，以达到养生治疗的目的。

药浴时可以进行全身浴、半身浴或局部浸浴等方法，通过浸浴体表，使药物渗透到体内，对局部症状产生治疗效果，并通过局部血液循环，输送到全身，起到疏通经络、活血化瘀等治疗作用。糖尿病患者多采用浸泡双脚的局部浸浴方法，所选取的多为活血化瘀通络的药方，其对于糖尿病周围神经病变或血管病变所导致的麻木、疼痛等症状具有良好的治疗作用。具体应用时还要根据具体病症、体质强弱、辨病或辨证的情况选取适当的药浴方。下面介绍一些常见方：

（1）防风汤

方药：防风 90g，益母草 90g，苦参 90g，白蒺藜 150g，荆芥穗 60g，蔓荆子 60g，枳壳 60g。

功效：清热止痒，凉血祛风。

应用：本方对慢性瘙痒性皮肤病有较好的治疗作用。糖尿病引起的皮肤瘙痒、皮肤干燥均可使用本方。将上药捣碎过筛备用。每次用 90g，加水 3 000ml，煎煮 20 分钟后，去渣。待药液温度适宜时浸洗患处或淋浴全身。

（2）玉肤散

方药：绿豆 250g，滑石 6g，白芷 6g，白附子 6g。

功效：润肤荣肌，清热祛风。

应用：适用于糖尿病肌肤瘙痒、皮肤溢脂、皮肤粗糙皲裂等。将上药共研为细末，每日取 10g 左右，加热水 100ml，待温度适宜后洗浴局部，每 10 天为 1 个疗程，可以连续应用。

（3）沐浴方

方药：谷精草 36g，茵陈 36g，石决明 36g，桑枝 36g，白菊花 36g，木瓜 45g，桑叶 45g，青皮 45g。

功效：清热利湿，解毒止痒。

应用：防治多种皮肤病。对糖尿病引起的皮肤瘙痒、细菌性皮肤病等病症，有明显的抑菌解毒作用。将上药打为粗渣，用纱布袋将药渣装起来，加水3 000ml，煮沸 10 分钟，待温度适宜时沐浴。

（4）浅静脉炎洗剂

方药：苏木 30g，红花 15g，金银花 30g，蒲公英 30g，芒硝 15g，当归 30g，胡荽 30g，桑枝 30g，乳香 15g，没药 15g。

功效：活血化瘀，消肿止痛。

应用：本方可以治疗血栓性静脉炎，对于糖尿病引起的静脉炎及周围血管病变也有治疗作用。将上药研为细末，加水 2 500ml，煎水去渣，温药液浸泡患处。每日 1~2 次，每次 30 分钟。

（5）紫草洗方

方药：紫草 30g，茜草 15g，白芷 15g，赤芍 15g，苏木 15g，南红花 15g，厚朴 15g，丝瓜络 15g，木通 15g。

功效：行气活血，化瘀通络。

应用：本方可治疗气滞血瘀引起的皮肤斑块、色素沉着，神经病变引起的肢体麻木，末梢血液循环不好引起四肢不温等症。将上药加水 3 000ml，煮沸 15～20 分钟，待温度适宜时，洗浴全身或洗浴肢体。

（6）菊花祛风汤

方药：桑叶 30g，野菊花 15g，栀子 10g，独活 6g，天麻 6g，薄荷 30g。

功效：散风清热，舒经通络。

应用：此方对糖尿病合并下肢皮肤感染性病变有一定的作用。使用时，将上药加水 1 000ml，先煮沸 15 分钟，去渣取药液，待温度适宜时洗浴双下肢，一般每日 1 次，每次洗浴 20 分钟。

（7）温经散寒洗剂

方药：附子 30g，干姜 30g，桂枝 30g，当归 30g，花椒 30g，赤芍 30g，细辛 30g，麻黄 30g，红花 30g，毛皮树根 120g。

功效：温经散寒，活血止痛。

应用：本方具有散寒化瘀的功效，是治疗脉管炎的有效药浴方。糖尿病造成的小血管病变引起的肢端血液循环阻滞、脉络闭塞、局部缺血性脉管炎均可应用本方。将上药装入纱布袋放入锅中，加水 3 000ml 煎汤去渣，洗浴患处。每日 2 次，每剂药可以使用 2～3 日。

糖尿病患者在药浴治疗时，一定要注意药浴的水温，一定要使用温度计精准测量水温后才能进行药浴治疗，否则，由于糖尿病患者末梢神经损伤，感觉障碍，非常容易造成局部烫伤，尤其是糖尿病患者下肢循环较差，一旦形成烫伤，伤口很难愈合，严重者可导致下肢局部坏死，需进行截肢治疗。

哪些茶方适合糖尿病患者饮用？

（1）红茶粥

配方：糯米 50～100g、红茶 2g。

用法：糯米煮沸后，加红茶 2g，煮粥食用。

（2）丝瓜茶

配方：丝瓜 200g、茶叶 5g。

用法：丝瓜切片加盐煮熟，加 5g 茶叶，冲泡出茶汁饮用。

（3）玉米须茶

配方：玉米须 50～100g、绿茶 0.5g。

用法：玉米须水煎后加入绿茶 0.5g，分 3 次服用。

功效：利尿消肿，分清别浊。

（4）姜盐茶

配方：绿茶 6g、生鲜姜 2 片、食盐 4.5g。

用法：水煎服。

（5）南瓜茶

配方：老南瓜、浓茶汁。

用法：老南瓜去皮煮烂并捣碎，然后加浓茶汁调匀食用。

（6）乌梅茶

配方：乌梅 50g、绿茶 5g。

用法：二味共用沸水冲泡 10 分钟，每日 1 剂，不拘时随意饮用。

功效：可生津止渴。

（7）消渴茶

配方：绿茶、五味子各 4g，葛根 15g，天花、麦冬各 10g，知母 15g。

用法：将葛根等 4 味打粗末和绿茶冲泡。每日 1～2 次，代茶饮。

功效：生津止渴，降糖养阴。

（8）石斛茶

配方：石斛 5g、绿茶 1g。

用法：石斛加水煎沸 10 分钟后，趁沸加入绿茶拌匀即成。每日 1～2 剂，分 3 次服饮。

功效：有和胃、生津、止渴之功效。适用于胃阴虚型糖尿病，萎缩型胃炎，肺结核等。

（9）罗汉果茶

配方：罗汉果 20g、绿茶 1g。

用法：罗汉果加水煎沸 5 分钟后，趁沸加入绿茶拌匀即成。

功效：有润肺、生津、止咳、解渴之功效。适用于肺热化燥型糖尿病，咽喉炎，肺结核。

糖尿病患者如何提高免疫力?

一是"一通二补"掌握规律。"一通"是指必须保持大便通畅,不便秘(排便困难或费力、排便不畅、每周排便少于 3 次、粪便干结且量少可称为便秘)。"二补"是以补阴为主,兼以补气。中医认为,糖尿病患者辨证分型时多有热证,热必伤阴耗气,久则气阴两虚。可对症选用润肺、滋肾、生津、清热为主的方剂,如沙参麦冬汤、六味地黄丸等。糖尿病患者宜清补。可适当多吃鱼、去皮的鸡肉、萝卜、黑白木耳、莴苣、花菜、梨、枸杞子等。

二是"多个心眼"掌握分寸。比如,2 型糖尿病患者大都肥胖,多为内热、痰湿、脾虚体质,用人参则不宜。因人参是补阳益气之物,会增加痰湿、内热的程度,使人感觉更口渴。但糖尿病患者可以适当吃点补益效果温和的西洋参、铁皮石斛。

三是"平稳血糖"科学饮食。对于摄入总热量的控制,是保持血糖平稳的基础。因此糖尿病患者摄入的热量要以能够维持正常体重或略低于理想体重为宜。饮食上碳水化合物需适量,膳食中的食物纤维、蛋白质、维生素和无机盐需充足,对脂肪的摄入量应限制。

四是保证良好的睡眠。医学研究表明,睡眠时人体会产生一种称为胞壁酸的睡眠因子,此因子促使白细胞增多，巨噬细胞活跃，肝脏解毒功能增强，从而将入侵的细菌和病毒消灭，增强糖尿病患者的抵抗力。

五是适当补充维生素。每天适当补充维生素和矿物质。身体抵抗外来侵害的武器，包括干扰素及各类免疫细胞，他们的数量与活力都和维生素与矿物质有关。

六是参加运动。医学研究表明，每天运动30～45分钟，每周5天，坚持12周后，免疫细胞数量会增加，抵抗力也会相对增加。

治疗糖尿病是否应从"治心"开始？

治疗糖尿病首先就应打开心结，坦然面对。糖尿病患者的心态是否健康直接关系到疾病的治疗效果。不少患者得知自己患病后，总是心情不好，再加上各种繁琐的治疗使得其忧郁、焦躁、坐立不安，而这些不良的心理情绪，又进一步加重其糖尿病病情。有相关研究表明，情绪的强烈变化，会增加胰岛的负担，引起血糖剧烈波动，非常不利于糖尿病的治疗。

在中医看来，人的情绪会影响脏腑的功能，任何情绪过度都会损伤脏腑功能，如怒伤肝、喜伤心、思伤脾、忧伤肺、恐伤肾等。而糖尿病的发生、发展都与情绪密切相关，因此中医特别强调糖尿病患者要正确对待生活和疾病，节喜怒、减思虑，保持情志舒畅，气血才能流通，才有利于病情的控制和康复。主要有以下方法：

（1）克服悲观情绪：不良的情绪可使病情加剧，特别是紧张、愤怒可使病情发展。而据实验表明，糖尿病患者在情绪安定时常可使病情缓解，因此糖尿病患者要学会面对现实，控制情绪，化消极情绪为积极情绪。

（2）尽量避免心理刺激：事实表明，糖尿病患者在恐惧、紧张等负性情绪影响下，血糖浓度显著增高，尿中的糖和酮体的含量也会增高。因此应尽量避免心理刺激。如果遇到心理刺激时应尽量正确对待，保持情绪稳定，这是防止糖尿病病情发展的重要措施。

（3）提高对饮食的监控意识：糖尿病患者应严格遵照医生的指导，定时定量地进餐，并养成良好的进餐习惯。一些糖尿病患者，由于对饮食的自我监控能力意识薄弱，自我调节的能力差，很容易在病情稳定时打破定时定量进餐的习惯，而造成病情反复。其实，任何习惯都是养成的，养成定时定量进餐的习惯对糖尿病患者终生有益。

（4）树立起与糖尿病做斗争的信心：一些患者认为糖尿病是终生疾病，治不好，心里很痛苦，失去了信心，但事实上糖尿病患者只要遵照医嘱进行治疗，保持乐观的情绪，养成严格的饮食习惯，在一定程度上就可以和健康人一样正常生活。

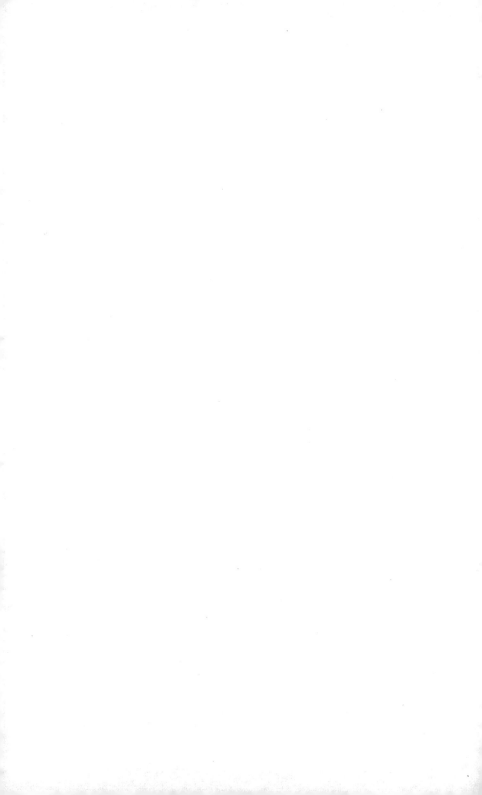